傅青主女科
五十方证及应用

张俐敏 著

本书选取了《傅青主女科》临床常用或疗效显著的50首方，通过对带下、崩漏、月经、不孕、妊娠、产后等疾病病因病机的认识、治法的确立，以及组方用药思路的分析，总结其方证及用药经验，对临床具有深刻的指导意义。

山西出版传媒集团 山西科学技术出版社

图书在版编目（CIP）数据

傅青主女科五十方证及应用 / 张俐敏著 . -- 太原：山西科学技术出版社，2022.12

ISBN 978-7-5377-6165-9

Ⅰ.①傅… Ⅱ.①张… Ⅲ.①中医妇科学—验方—汇编 Ⅳ.① R289.5

中国版本图书馆 CIP 数据核字（2021）第 270891 号

FUQINGZHU NVKE WUSHI FANGZHENG JI YINGYONG

傅青主女科五十方证及应用

出 版 人：阎文凯
著 者：张俐敏
责 任 编 辑：郝志岗
封 面 设 计：吕雁军

出 版 发 行：山西出版传媒集团·山西科学技术出版社
　　　　　　地址：太原市建设南路 21 号　邮编 030012
编辑部电话：0351—4922072
发 行 电 话：0351—4922121
经 　　 销：各地新华书店
印 　　 刷：山西苍龙印业有限公司

开 　　 本：890mm×1240mm　1/32
印 　　 张：10.125
字 　　 数：210 千字
版 　　 次：2022 年 12 月第 1 版　2022 年 12 月山西第 1 次印刷
书 　　 号：ISBN 978-7-5377-6165-9
定 　　 价：39.00 元

前　言

一、傅山生平与简介

傅山（1607～1684），山西太原人，是明末清初著名的诗人、画家、思想家、书法家、医学家和伟大的爱国主义者。初名鼎臣，字青竹，后改名山，字青主，又有石道人、丹崖子、侨黄山等诸多别号。他与顾炎武、黄宗羲、王夫之、李颙、颜元一起被梁启超称为"清初六大师"。

傅山出生在官宦书香之家，家学渊源，先祖连续七八代有治诸子或《左传》《汉书》，卓然成家者。曾祖傅朝宣曾为宁化府仪宾、承务郎，祖父傅霖累官山东参议、辽海兵备，颇有政绩，其父傅子谟终生不仕，精于治学。傅山少时，受到严格的家庭教育，博闻强识，读书数遍，即能背诵。十五岁补博士弟子员，二十岁试高等廪饩（科举时代公家供给学生员的津贴）。后就读于三立书院，受到山西提学袁继咸的提携，是袁氏的得意门生之一。傅山对经、史、诸子、道教、佛教、书画、音韵、训诂、金石、考据、杂剧以及医学，靡不深究，均有较深造诣，著述甚多，其思想文化成就主要收录于《霜红龛集》之中。

曾有人这样评价傅山，"字不如诗，诗不如画，画不如医，医不如人。"可见，傅山"尚志高风，介然如石"的高尚人品是有口皆碑的，在行医过程中更是如此。他态度谦虚，苛求医术，对病人高度负责，不论贫穷与富贵，均一视同仁。对于名声不好的富人和官吏，就婉言谢绝，不予医治。傅氏这些医学伦理思想启迪了一代又一代医者。

现代学者对傅山的研究主要集中在医学、书画及道家思想方面。通过诸多中医学者对傅山医学作品的研究与考证，其著作才得以系统出版。此外，现代学者还对《傅青主女科》进行解析和拓展，撰写了相关书籍，如《傅山女科临证运用》《傅青主医方精要》《傅青主女科发挥》等。《傅山》《我们的傅山》《傅山评传》《寻访傅山的足迹》等书的出版更是让我们对傅山的生平和思想有了更加深刻的了解。

二、《傅青主女科》概述

傅山在医学方面的成就主要是著有《傅青主女科》《傅青主男科》等书，尤其是《傅青主女科》一书，在中医妇科学中有着举足轻重的地位，在常见妇科疾病的诊断与治疗方面提出了许多开创性见解，创制了一系列疗效显著、脍炙人口的妇科名方，对后世中医妇科临床影响深远。

《傅青主女科》约成书于17世纪，至道光七年（1827年）始见初刊本，是一部很有建树的妇产科专著。书中分女科上下卷，女科上卷主要论述了带下、血崩、鬼胎、调经、种子等五门；下卷包含妊娠、小产、难产、正产、产后等内容；上下卷共有77篇、80症、载83方；该书附《产后编》二卷，上卷列有17症，下卷分列26症；并附补集一章，列有5症。

此书运用中医脏腑学说，阐明妇女生理、病理特点及诸病临床表现。诊断辨证以肺、脾、肾三脏立论，治则以培补气血，调理脾胃为主。全书文字朴实，论述简明扼要，理法严谨，方药大多简明效验。

傅氏在书中善用补气养血之法，认为气血充盛，气血畅通是预防和治疗疾病的关键，体现出了"正气存内，邪不可干"的思想；还纠正了人们错误的病机理论及以往医家失治、误治的治疗思想，形象生动地阐述了疾病发生发展的病因、病机特点。此外，也特别言明了不同方剂随证加减注意、产后病用药禁忌等内容。

该书体例新颖，内容丰富，思想深远，文字朴实，理论严谨，方药精专，与其他妇科著作相比独树一帜，对临床具有深刻的指导意义，深受医者追捧。

三、本书内容提要

本书以欧阳兵整理点校，2006年10月人民卫生出版社出版的《傅青主女科》一书为主要参考文献，选取了临床常用或疗效显著的50首方，通过对带下、崩漏、月经、不孕、妊娠、产后等疾病病因病机的认识、治法的确立，以及组方用药思路的分析，总结其方证及用药经验。

本书的编写体例分为以下几项：

【来源】《傅青主女科》中该方的出处。

【组成】《傅青主女科》中该方的药物组成。

【用法及加减】《傅青主女科》中该方的服用方法与加减。

【功用】该方的功能与作用。

【主治】该方所治疾病及《傅青主女科》中该病的临床表现。

【效果】《傅青主女科》中服用该方后产生的治疗效果。

【治法】《傅青主女科》中该方所治疾病的治法。

【歌括】选自中国中医药出版社 1992 年 9 月出版的《傅青主女科歌括》。

【方解】注重药物的炮制特色以及对药的配伍应用，从而突出傅青主独特的方药思想。

【医论】搜集了历代医家及医著对于该方或该方所治疾病的代表性论述，按时间先后顺序总结归纳，以期读者对该方或该病有更加全面的认识与理解。

【临床应用】展示了医者在临床上对该方的使用情况，不仅有典型的、代表性的临床医案，而且还包括现代临床实验研究，从广泛而深刻的角度体现该方的特点与优势。

【现代药理研究】突出了整方的现代药理研究及应用，同时也体现出单味药物的药理作用。通过中西结合的方式，充分显示傅氏的用药特点及该方的作用机制。

【临证参考】首先对该方在临床使用时需注意的事项进行说明，以免发生误治、错治的情况；其次列举了该方的临证药物加减，有利于精准、对症治疗，以取得更好的疗效；最后对该病的鉴别诊断、现代辅助检查及治疗等方面进行了补充。

总之，有关傅山医学的资料散在于各种书册及文章中，我们为了能更加系统地研究傅山治疗妇科疾病的经验和特点，更加清晰地向广大读者展示傅山的学术思想，故在编写的过程中参考引用了部分内容，在此对这些作者表示深深的感谢。本书内容丰富，条理清晰，希望能够为广大中医爱好者学习参考，为临床中医师们答疑解惑，丰富经验，从而对科研及临床应用提供指导和帮助。由于编者水平有限，难免存在错漏之处，敬请同道谅解并欢迎批评指正。如资料使用有不当之处，欢迎与我们联系，让我们共同为傅山医学的继承与发展做出贡献。

张俐敏

（注：本书获得山西省高等学校人文社会科学重点研究基地项目（201801034）资金支持）

目　　录

一、生化汤

来源：《傅青主女科·产后诸症治法·血块第一》

组成：当归（八钱）　川芎（三钱）　桃仁（十四粒，去皮尖，研）　黑姜（五分）　炙草（五分）

用法及加减：用黄酒、童便各半，煎服。二、三、四日内，觉痛减可揉，乃虚痛也，宜加参生化汤。如七日内，或因寒凉食物，结块痛甚者，加入肉桂八分于生化汤内。如血块未消，不可加参、芪，用之则痛不止。总之，慎勿用峻利药，勿多饮姜椒艾酒。频服生化汤，行气助血，外用热衣以暖腹。如用红花以行之，苏木、牛膝以攻之则误。其胎气胀，用乌药、香附以顺之，枳壳、厚朴以舒之，甚有青皮、枳实、苏子以下气定喘，芩、连、栀子、黄柏以退热除烦。至于血结更甚，反用承气汤下之而愈结；汗多小便短涩，反用五苓散通之而愈秘。非徒无益，而又害之也。

功用：活血化瘀，温经止痛。

主治：产后恶露不行，色紫黯夹血块，小腹冷痛。

效果：生化汤系血块圣药也。

歌括：治血块用生化汤，当归川芎五分姜。

十粒桃仁五分草，引用黄酒童便良。

方解： 方中重用当归八钱为君药，补血活血，祛瘀生新，使补中有动，行中有补。川芎活血祛瘀、行气止痛，两者同为血中之气药，合用可补血活血兼行气；桃仁活血化瘀，共为臣药，三者合用补中寓通。黑姜即为炮姜，入血分，可散寒温经止痛，其用量较小，仅有五分，不仅有散寒之功，还能止血，防止祛瘀之力太过，有通中寓塞之意；黄酒温通血脉，以助药力；童便凉血散瘀，引败血下行；共为佐药。炙甘草为使，和中缓急，调和诸药。全方补中寓通，通中寓塞，生新于化瘀之中，使瘀血化新血生，诸药共奏活血化瘀、温经止痛之功。

医论：

《傅青主女科》论述产后血块：此症勿拘古方，妄用苏木、蓬、棱以轻人命。其一应散血方、破血药俱禁用。虽山楂性缓，亦能害命，不可擅用。惟生化汤系血块圣药也。又益母丸、鹿角灰，就用生化汤送下一钱。外用烘热衣服，暖和块痛处，虽大暑亦要和暖块痛处。有气不运而晕迷厥，切不可妄说恶血抢心，只服生化汤为妙。俗有生地、牛膝行血，山棱、蓬术败血，山楂、砂糖消块，蕲艾、椒酒定痛，反致昏晕等症，切不可妄用。

清朝张秉成在《成方便读·经产之剂》里写道：夫产后血气大虚，固当培补，然有败血不去，则新血亦无由而生，故见腹中疼痛等证，又不可不以去瘀为首务也。方中当归养血，甘草补中，川芎理血中之气，桃仁行血中之瘀，炮姜色黑入营，助归、草以生新，佐芎、桃而化旧，生化之妙，神乎其神！用童便者，可以益阴除热，引败血下行故道耳。

清代《家传女科经验摘奇·产后生化汤论》中有：生化汤因药性功用立名，产后血块当消，新血宜生，专消则新血不宁，专生则旧血反滞。考诸药性，惟川归、川芎、桃仁三品药性，善破旧血，骤生新血，佐以炙黑干姜、甘草引三品入于肺肝，生血利气，五味共方则行中有补，化中有生，实产后圣药，故因名之。

诸医家皆认为生化汤是产后妙方，专为产后"多虚多瘀"的生理特点而设，区区五味药相配伍，就可起到活血祛瘀、温经止痛的作用，傅氏组方药少而精，切中病机，效果显著。

临床应用：

生化汤具有活血化瘀、温经止痛之功效，不仅可以治疗产后恶露不绝、宫腔残留等产后疾病，还可治疗青春期功能失调性子宫出血、闭经等病，只要病机契合，用后效果显著。

1. 产后恶露不绝

丁某，女，27岁，顺产后18天，症见阴道出血淋漓不尽，量时多时少，血色暗而红，伴血块，小腹疼痛拒按，块下而痛减，舌边有瘀点，脉涩而弦。B超并未见明显异常，生化、血常规检查提示轻度贫血，其余未见明显异常。中医学辨证此属气虚血瘀型。患者辨证为血瘀型之恶露不绝，瘀血阻滞于冲任二脉，血不归经，患者阴道持续出血，不能停止。瘀血内阻于胞宫，不通则痛，则小腹疼痛拒按，当块下瘀滞稍通后，则痛明显减轻。

舌象、脉象，均为瘀血阻滞之征。治法：活血化瘀，引血归经。方药：生化汤加减。处方：当归22g，川芎12g，桃仁10个，益母草12g，地榆8个，炮姜5g，炙甘草6g。6剂，水煎服，日1剂。6剂后，阴道流血明显减少，上方去地榆，加黄芪18g，党参16g，更进5剂，症状消失。复查子宫B超，未见明显异常。（刘露，崔晓萍.浅谈生化汤治疗血瘀证型产后恶露不绝之疗效[J].实用妇科内分泌杂志（电子版），2018，5（04）：60-61.）

2. 产后宫腔残留

黄某，女，33岁，2019年2月22日初诊。2019年2月20日顺产一婴，产时会阴Ⅱ度撕裂，人工剥离胎盘，产程共出血350ml，母乳喂养。产后阴道B超提示：宫腔残留可能。阴道出血少，偶有小腹隐痛。舌淡红、苔薄白，边有瘀斑，脉弦。2月22日彩超示：子宫大小123mm×119mm×101mm，宫腔内见条状不均匀中回声，前后径20mm，局部见少许血流信号。诊断为产后胞衣不下，证属血瘀内阻，冲任失调。治拟化瘀调冲，处方：炒当归、黄芪、丝瓜络、鸡血藤各15g，益母草18g，川芎、红花、牡丹皮、瞿麦各9g，禹州漏芦、菟丝子、光桃仁、泽兰、赤芍、通草各12g，甘草、炮姜各6g。7剂，水煎服，日1剂。

2019年3月1日二诊：诉服药4剂后阴道内自排团块状物，大小2cm×1cm左右，阴道出血少，无腹痛，自汗盗汗。舌尖红、苔薄白，边有瘀斑，脉弦细。3月1日彩超示：子宫大小92mm×86mm×65mm，宫腔内见条状弱回声区，前后径8.7mm，其内局部见中回声，局部未见明显血流信号。处方：炒当归、赤芍、菟丝子、淫羊藿、禹州漏芦、通草、炒王不留行各 12g，川芎、桃仁、红花、牡丹皮、麦冬各 9g，黄芪、鸡血藤各 15g，益母草 18g。7 剂，日 1 剂，水煎服。

2019 年 3 月 8 日三诊：恶露量甚少，无腹痛，自汗盗汗渐止。舌略偏红、苔薄白，脉细。3 月 8 日彩超示：子宫大小 83mm×83mm×56mm，宫腔内见条状不均匀弱回声区，前后径 5.3mm，其内未见明显血流信号。处方：炒当归、鸡血藤、通草、炒王不留行、禹州漏芦、生白芍各 12g，黄芪 18g，红花 6g，丝瓜络 15g，白茯苓、醋鳖甲、生地黄、盐补骨脂各 9g。7 剂，日 1 剂，水煎服。此案以生化汤为主方治疗，经治宫腔残留物基本清除。（陈建凤，黄彩梅 . 胡国华运用生化汤加减治疗产后宫腔残留医案 1 则 [J]. 新中医，2020，52（24）：48-49.）

3. 青春期功能失调性子宫出血

张某，女，17 岁，2014 年 5 月就诊。因学习压力大，20 多天前阴道淋漓出血至今，量时多时少，曾在外院诊断为"青春期功血"，用黄体酮等西药治疗后阴道出血未止。平素月经 5～10 天 /28～60 天、量少、质稠、色暗、夹血块，伴腹痛不适。末次月经 4 月 30 日来潮，量少、淋漓不尽、色暗、夹血块，伴腹痛，经前乳房胀痛，情绪波动大，面色黯黑，纳果，少食，夜寐多梦，舌红有瘀点苔薄黄，脉弦涩。用生化汤合失笑散加减。当归 10g，赤芍 10g，白芍 10g，川芎 10g，桃仁 10g，炮姜 6g，红花

10g，熟地 10g，蒲黄 10g，灵脂 10g，益母草 10g，三七 10g，黄连 3g，黄芩 10g，甘草 5g。7 剂。药后 3 天月经量增多，夹血块，6 天后月经干净。（王玮丽 . 郝宁治疗青春期功能失调性子宫出血经验 [J]. 实用中医药杂志，2016，32（04）：371-372.）

4. 闭经

患者，陈某某，女，27 岁。2015 年 1 月 26 日初诊。患者平时月经周期不规律，或一月一行或两月一行，色暗，有血块，痛经，腰骶部发凉，现已三月未至，否认怀孕可能。舌质暗，苔薄白，脉弦细。处方：当归 15g，川芎 6g，桃仁 10g，红花 6g，炮姜 3g，炙甘草 6g，橘核 10g，荔枝核 15g，青皮 10g，小茴香 3g，延胡索 15g，益母草 15g。14 剂，水煎温服，一日 1 剂，一日 3 次。2015 年 2 月 8 日其母代诉：现患者月经已至，行经第 5 天，小腹疼痛，月经量多。以归脾汤加减予之。（杨磊 . 田玉美教授治疗闭经的经验 [J]. 光明中医，2018，33（16）：2337-2339.）

现代药理研究：

生化汤重用当归，以当归为君药，药理研究显示当归对子宫肌有抑制与兴奋的双向调节作用。当归还具有较强的组织修复能力，可促进组织再生，提高机体免疫力。当归、川芎能抑制绿脓杆菌、大肠杆菌和金黄色葡萄球菌。生化汤可增强子宫平滑肌的收缩，具有抗血栓、活血、抗炎和镇痛作用。（梁云芳 . 加减生化汤治疗产后恶露不绝的临床观察 [J]. 中国民间疗法 . ）

生化汤可以促进血液循环，加强血的新陈代谢，促进子宫平滑肌收缩，使流产开放的子宫螺旋动脉与静脉窦压缩变窄或栓塞，出血逐渐减少至停止，促进蜕膜坏死脱落，子宫内膜逐渐由基底层再生修复，达到活血化瘀止血，血止而不留瘀，进而缩短出血期，快速修复子宫，使月经恢复正常。全方具有组织修复、抑菌及促进血液循环的作用。（王小珍，陈梅.生化汤加减对子宫内膜息肉不孕患者腔镜术后子宫内膜厚度、复发率及妊娠率的影响.[J]. 四川中医 .2017，35（05）.）

临证参考：

1. 本方主治产后血虚，寒邪乘虚而入，寒凝血瘀，留阻胞宫，致恶露不行，小腹冷痛，故方以温经散寒，养血化瘀为主，使新血生、瘀血化而自行，故名"生化"。生化汤为产后常用方，有些地区民间习惯作为产后必用之剂，但本方终是化瘀为主，且药性偏温，应以产后受寒而致瘀滞者为合适，若产后阴血大耗、阴虚火旺、湿热蕴蒸而有瘀滞者，非本方所宜。

2. 腹痛明显者，加五灵脂、生蒲黄；腹痛严重，阴道出血量多者，加炒蒲黄；有瘀血低热者，去炮姜，加黄柏；腰痛者，加续断、杜仲、桑寄生；肢体倦怠，气短乏力者，加黄芪、党参、白术、枸杞；少腹冷痛、绞痛者，加乌药、小茴香、吴茱萸；心烦易怒、胸胁胀痛，小腹胀甚而痛，加郁金、香附。

附：生化汤类方

加味生化汤，原著中名为加味生化汤的有 6 首不同组成和功用的方剂。

1. 加味生化汤

来源：《傅青主女科·产后诸症治法·血块第一》

组成：川芎（一钱）　当归（三钱）　肉姜（四分）　桃仁（十五粒）　三棱（六分，醋炒）　元胡（六分）　肉桂（六分）　炙草（四分）

用法及加减：水煎服。

主治：血块日久不消，半月后方可用之（凡儿生下，或停血不下，半月外尚痛，或外加肿毒，高寸许，或身热，减饮食，倦甚）。

歌括：加味生化归姜芎，桃仁元胡荆三棱。

肉桂炙草同煎服，产后半月此方灵。

此方为生化汤加三棱、元胡、肉桂。三棱、元胡活血行气，消肿止痛，肉桂温中散寒止痛，诸药合用，攻补兼治，血块自消。

2. 加味生化汤

来源：《傅青主女科·产后诸症治法·血晕第二》

组成：川芎（三钱）　当归（六钱）　黑姜（四分）桃仁（十粒）　炙草（五分）　荆芥（四分，炒黑）

用法及加减：大枣，水煎服。急服生化汤二三帖，外用韭菜细切，纳有嘴瓶中，用滚醋二盅冲入瓶内，急冲产母鼻中，即醒。如晕厥，牙关紧闭，速煎生化汤，挖开口，将鹅毛探喉，酒盏盛而灌之。如灌下腹中渐温暖，不可拘帖数。外用热手，在单衣上，从心揉按至腹，常热火暖之一两时。服生化汤，四帖完即神清。始少缓药，方进粥，服至十服而安。故犯此者，速灌药火暖，不可弃而不救。

主治：产后三等血晕症（分娩之后，眼见黑花，头眩昏晕，不省人事）。

歌括：产后血晕不识人，劳倦气竭神志昏。

或因脱血气欲绝，痰火泛上不守神。

血晕加味生化汤，归芎荆草桃仁姜。

韭叶纳入有嘴瓶，滚醋冲入熏鼻腔。

此方为生化汤加荆芥。生化汤活血化瘀，荆芥祛风开窍醒神。傅氏认为，出现产后血晕，一是因为劳倦太甚而气竭神昏；二是因为产时大量出血，气随血脱；三是因为痰火乘虚泛上而心神不守。他还指出，如果妇人在冬月生产，身体欠暖，临产时必预煎生化汤，候儿下地，连服二三剂。孩子出生以后，合家不能因为欣喜得子而怠慢忽略了母亲，产妇也不能因为照顾孩子而过于疲倦，不能生产结束以后立即卧床，或情绪激动，过分生气，这些都可能导致血晕，需慎之又慎。

3. 加味生化汤

来源：《傅青主女科·产后诸症治法·类伤寒二阳症第十》

组成：川芎（一钱）　防风（一钱）　当归（三钱）

炙草（四分）　黑姜（四分）　羌活（四分）

用法及加减：服二剂后，头仍痛，身仍热，加白芷八分、细辛四分。如发热不退，头痛如故，加连须葱五个、人参三钱。产后败血不散，亦能作寒作热，何以辨之？曰：时有刺痛者，败血也；但寒热无他症者，阴阳不和也。刺痛用当归，乃和血之药。若乃积血而刺痛者，宜用红花、桃仁、归尾之类。

主治：产后三日内发热头痛症。

歌括：产后六七日当中，发热恶寒头亦痛。

气血两虚阴阳捍，类似外感表无功。

加味生化用防风，炙草羌活姜归芎。

二剂头痛身仍热，再加白芷细辛葱。

此方由生化汤去桃仁加防风、羌活。防风、羌活祛风解表，专用于产后外感。傅青主认为，产后七日内，发热头痛恶寒，毋专论伤寒为太阳证；发热、头痛胁痛，毋专论伤寒为少阳证。二证皆由气血两虚，阴阳不和而类外感。医者不能忽略产后这一情况，忌用麻黄汤治类太阳证，用柴胡汤治类少阳证。昔仲景云：亡血家不可发汗。丹溪云：产后切不可发表。二位医家并不是说产后没有伤寒之兼证，而是怕后辈学业不精而轻产，执成方而发表。产后感风感寒，生化汤中川芎、黑姜亦能散之。

4. 加味生化汤

来源：《傅青主女科·产后诸症治法·完谷不化第二十二》

组成：川芎（一钱）　益智（一钱）　当归（四钱）

黑姜（四分）　炙草（四分）　桃仁（十粒）　茯苓（一钱半）

用法及加减：水煎服。

主治：产后三日内完谷不化，块未消。

歌括：产后三日块未散，劳倦伤脾运转难。

或因暴食伤脾胃，完谷不化飧泻现。

加味生化汤川芎，益智当归白茯苓。

黑姜桃仁炙甘草，煎服数剂泄泻停。

此方由生化汤加益智、茯苓而成。益智仁、茯苓温脾健脾止泻，适用于产后完谷不化。产后劳倦伤脾，而运转稽迟，发为泄泻。又饮食太过，脾胃受伤，亦然，俗呼水谷痢。产后三日内，血块未消，脾胃虚弱，人参、黄芪、白术不可遽加，先服生化汤加益智、木香、砂仁，少温脾气。俟块消后，可加参、芪、术补气，肉果、香、砂益智温胃，升麻、柴胡清胃气，泽泻、茯苓、陈皮利水。

5. 加味生化汤

来源：《傅青主女科·产后诸症治法·咳嗽第二十六》

组成：川芎（一钱）　当归（二钱）　杏仁（十粒）桔梗（四分）　知母（八分）

用法及加减：有痰加半夏曲，虚弱有汗咳嗽加人参。总之，产后不可发汗。

主治：产后外感风寒，咳嗽及鼻塞声重。

歌括：产后七日感风寒，咳嗽鼻塞亦恶寒。

勿用麻黄柴胡汤，尚须分清火与痰。

风寒咳嗽鼻声重，加味生化用最灵。

归芍知母桔梗杏，痰加半夏虚参增。

此方由生化汤去桃仁、炙甘草、黑姜加杏仁、桔梗、知母。杏仁、桔梗宣降肺气，知母泻火生津润燥，诸药合用，专治产后外感咳嗽。治产后七日内，外感风寒，咳嗽鼻塞、声重恶寒，勿用麻黄汤以发汗。嗽而胁痛，勿用柴胡汤；嗽而有声，痰少面赤，勿用凉药。凡产有火嗽，有痰嗽，必须调理半月后，方可用凉药，半月前不当用。

6. 加味生化汤

来源：《傅青主女科·产后诸症治法·心痛第三十二》

组成：川芎（一钱）　当归（三钱）　黑姜（五分）肉桂（八分）　吴萸（八分）　砂仁（八分）　炙草（五分）

用法及加减：伤寒食加肉桂、吴萸；伤面食加神曲、麦芽；伤肉食加山楂、砂仁；大便不通加肉苁蓉。

主治：胃脘痛。

歌括：劳伤风寒食伤冷，绵绵不止胃脘痛。

散寒消积化食滞，加味生化服之宁。

寒食吴萸肉桂投，面食神曲麦芽增。

肉食山楂砂仁用，大便不通加苁蓉。

此方由生化汤去桃仁加肉桂、吴茱萸、砂仁。肉桂、吴茱萸温胃散寒，砂仁行气止痛。因胃脘在心之下，劳伤风寒及食冷物而作痛，胃脘痛俗呼为心痛。血不足，则怔忡惊悸不安。若真心痛，手足青黑色，旦夕死矣。治当散胃中之寒气，消胃中之冷物。必用生化汤，佐消寒食之药。若是绵绵而痛，按之可止，问无血块，则当论虚而加补也。产后心痛、腹痛二症相似，因寒食与气上攻于心则心痛，下攻于腹则腹痛。均可用生化汤加肉桂、吴茱萸等温散之药。

加减生化汤 原著中有名为加减生化汤组成功用不同的方剂 5 首。

1. 加减生化汤

来源：《傅青主女科·产后诸症治法·类痓第十三》

组成：川芎（一钱） 麻黄根（一钱） 当归（四钱）桂枝（五分） 人参（一钱） 炙草（五分） 羌活（五分）天麻（八分） 附子（一片） 羚羊角（八分）

用法及加减：水煎，速服。如无汗类痓者中风，用川芎三钱，当归一两酒洗，枣仁、防风俱无分量。

主治：有汗变痓（产后汗多，即变痓者，项强而身反，气息如绝）。

歌括：产后汗多即变痓，项强身反似角弓。

气息如绝难接续，加减生化速煎送。

加减生化止痓好，归芎附子炙甘草。

天麻人参麻黄根，桂枝羌活羚羊角。

此方为生化汤去桃仁、黑姜加麻黄根、桂枝、人参、羌活、天麻、附子、羚羊角。麻黄、桂枝、羌活祛风散寒，人参大补元气、生津养血，附子回阳救逆、散寒止痛，天麻、羚羊角息风止痉。诸药合用，共奏温养活血、祛风止痉之功。

2. 加减生化汤

来源：《傅青主女科·产后诸症治法·泻第二十一》

组成：川芎（二钱）　茯苓（二钱）　当归（四钱）　黑姜（五分）　炙草（五分）　桃仁（十粒）　莲子（八枚）

用法及加减：水煎，温服。产后虚泻，眠昏人不识，弱甚形脱危症，必用人参二钱，白术、茯苓各二钱，附子一钱，方能回生。若脉浮弦，按之不鼓，即为中寒，此盖阴先亡而阳欲去，速宜大补气血，加附子、黑姜以回元阳，万勿忽视。

主治：产后块未消患泻症。

歌括：产后泄泻非杂症，气虚食积湿邪生。

湿则宜燥食消导，寒则温之热宜清。

产后泄泻块未散，生化汤中再加减。

川芎当归茯苓配，黑姜桃仁炙草莲。

此方为生化汤加茯苓、莲子。茯苓健脾益气，利湿止泻，莲子健脾养胃，止泻固精，是治疗体虚泄泻的良药。产后虚泻，应先服生化汤二三剂，化旧生新，加茯苓通利水道。等到血生以后，补气以消食，燥湿以分利水道，使无滞涩虚虚之失。全方寓补于收，则恶血去，泄泻除。

3. 加减生化汤

来源：《傅青主女科·产后诸症治法·痢第二十三》

组成：川芎（二钱）　当归（五钱）　炙草（五分）　桃仁（十二粒）　茯苓（一钱）　陈皮（四分）　木香（磨，三分）

用法及加减：红痢腹痛，加砂仁八分。若产妇禀厚，产期已经二十余日，宜服生化汤加连、芩、厚朴、芍药行积之剂。产后久泻，元气下陷，大便不禁，肛门如脱，宜服六君子汤加木香四分、肉果一个（制）、姜汁五分。产后泻痢，色黄，乃脾土真气虚损，宜服补中益气汤加木香、肉果。产后伤面食，泻痢，宜服生化汤加神曲、麦芽。产后伤肉食，泻痢，宜服生化汤加山楂、砂仁。产后胃气虚弱，泻痢，完谷不化，当温助胃气，宜服六君子汤加木香四分、肉果一个（制）。产后脾胃虚弱，四肢浮肿，宜服六君子汤加五皮散。产后泻痢，无后重，但久不止，宜服六君子汤加木香、肉果。产后赤白痢，脐下痛，当归、厚朴、黄连、肉果、甘草、桃仁、川芎。产后久痢，色赤，属血虚，宜四物汤加荆芥、人参。产后久痢，色白，属气虚，宜六君子汤加木香、肉果。

主治：产后七日内患痢。

歌括：产后患痢治最难，清稀鸭溏定属寒。

赤黄相黏定是热，寒温热清宜详参。

生化汤中减黑姜，加入茯苓广木香。

恶露痢疾相兼治，并行不悖法最良。

此方为生化汤去黑姜加茯苓、陈皮、木香。陈皮理气健脾，茯苓健脾利水，木香辛行苦降，善行大肠之滞气，是治疗泻痢后重之要药。消恶露而兼治痢疾，并行不悖。产后七日左右，患赤白痢，里急后重，最为难治。想要调气行血而推荡痢邪，又害怕产后元气虚弱；想要益气养血而大补虚弱，又生怕助痢之邪。先用此方再服香连丸，等到一二日后，病势减退，可保无虞。

4. 加减生化汤

来源：《傅青主女科·产后诸症治法·呕逆不食第二十五》

组成：川芎（一钱）　当归（三钱）　黑姜（五分）砂仁（五分）　藿香（五分）　淡竹叶（七片）

用法及加减：水煎，和姜汁二匙服。

主治：产妇呕逆不食。

歌括：加减生化芎归姜，砂仁竹叶与藿香。

姜汁二匙和水煎，呕逆不食投此方。

此方为生化汤去桃仁、炙甘草加砂仁、藿香、淡竹叶。藿香芳香化湿、和中止呕，砂仁温胃止呕，淡竹叶除烦止渴。产后劳伤脏腑，寒邪乘虚侵袭肠胃，则气逆呕吐而不下食也。诸药合用，共奏温养活血止呕之功。

5. 加减生化汤

来源：《傅青主女科·产后诸症治法·腹痛第三十三》

组成：川芎（一钱）　当归（四钱）　黑姜（四分）　炙草（四

分） 防风（七分） 桂枝（七分） 吴黄（六分） 白蔻（五分）

用法及加减：痛止去之。

主治：腹痛无块，遇风冷作痛。

歌括：腹痛无块因风冷，加减生化汤最灵。

归芎姜草白豆蔻，吴黄桂枝与防风。

此方为生化汤去桃仁加防风、桂枝、吴茱黄、白豆蔻。防风、桂枝祛风散寒，吴茱黄、豆蔻温中散寒。气血充足，风寒祛散，腹痛自止。

加参生化汤　原著中有名为加参生化汤组成功用不同的方剂 3 首。

若产时劳倦过度，气血暴脱，出现血崩、气脱、血晕、四肢厥冷、气短、气促等症，宜服加参生化汤。人参味甘、微苦，性平。归脾、肺、心经。具有大补元气、复脉固脱、补脾益肺、生津养血、安神益智的功效。可以治疗体虚欲脱、脉微肢冷、脾虚食少、肺虚喘咳、津伤口渴、内热消渴、久病虚羸、惊悸失眠、阳痿宫冷等症。人参对中枢神经系统功能既有兴奋作用，又有抑制作用。通过调节使兴奋与抑制的过程达到平衡，使紧张造成紊乱的神经活动得以恢复正常。人参皂苷对脑缺血损伤具有保护作用；可以提高人体免疫功能；对骨髓造血功能有刺激作用，促进骨髓细胞的 DNA、RNA 及蛋白质合成，增加正常动物或贫血动物的红细胞数，白细胞数和血红蛋白含量；能够增强心的功能；扩张血管；抗休克等。生化汤中加人参，急服速灌，既可补虚，又能化瘀，行中有补，气血生则晕、厥、喘自止，神志安定。

1. 加参生化汤

来源：《傅青主女科·产后诸症治法·血晕第二》

组成：人参（三钱，有倍加至五钱者） 川芎（二钱）当归（五钱） 炙草（四分） 桃仁（十粒） 炮姜（四分）

用法及加减：大枣，水煎服。脉脱形脱，将绝之症，必服此方，加参四五钱，频频灌之。产后血崩血晕，兼汗多，宜服此方。无汗不脱，只服本方，不必加参。左尺脉脱，亦加参。此方治产后危急诸症，可通用。一昼一夜，必须服三四剂。若照常症服，岂能接将绝之气血，扶危急之变症耶！产后一二日，血块痛虽未止，产妇气血虚脱，或晕或厥，或汗多，或形脱，口气渐凉，烦渴不止，或气喘急，无论块痛，从权用加参生化汤。病势稍退，又当减参，且服生化汤。血块痛甚加肉桂七分；渴加麦冬一钱、五味十粒；汗多加麻黄根一钱；如血块不痛，加炙黄芪一钱以止汗；伤饭食面食，加炒神曲一钱、麦芽五分（炒）；伤肉食，加山楂五个，砂仁四钱（炒）。

主治：产后形色脱晕，或汗多脱晕。

歌括：脉脱形脱症将绝，血崩血晕兼汗多。

产后诸般危急症，加参生化最稳妥。

气血虚脱生化汤，加入人参服之良。

血块痛甚加肉桂，渴加麦味汗麻黄（根）。

血块不痛炙黄芪，神曲麦芽医食伤。

若伤肉食加楂砂，随症加减效更彰。

2. 加参生化汤

来源：《傅青主女科·产后诸症治法·厥症第三》

组成：川芎（二钱）　当归（四钱）　炙草（五分）炮姜（四分）　桃仁（十粒，去皮尖，研）　人参（二钱）

用法及加减：枣，水煎服。进二服。若服药而反渴，另有生脉散、独参代茶饮，救脏之燥。如四肢逆冷，又泄痢类伤寒阴证，又难用四逆汤，必用倍参生化汤加附子一片，可以回阳止逆，又可以行参、归之力。

主治：产后发厥，块痛未止（妇人产有用力过多，劳倦伤脾，逆冷而厥，气上胸满，脉去形脱）。

歌括：妇人生产用力多，劳倦伤脾肢冷厥。

气上胸满脱去形，加参生化神自和。

3. 加参生化汤

来源：《傅青主女科·产后诸症治法·气短似喘第五》

组成：川芎（二钱）　当归（四钱）　炙草（五分）黑姜（四分）　桃仁（十粒，去皮尖，研）　人参（二钱）

用法及加减：引加枣一枚，连进二三剂后，再用后方。如有块，不可用参、芪、术；无块方可用本方去桃仁，加熟地并附子一片；足冷加熟附子一钱，及参、术、陈皮，接续补气养荣汤。

　　主治：分娩后即患气短者。

　　歌括：产后血脱又劳倦，气无所恃短似喘。

　　散气化痰误人命，大补气血可获安。

　　加参生化芎归参，炙草黑姜炒桃仁。

　　气短似喘急投用，引加大枣效如神。

生化汤类

1. 安神生化汤

来源：《傅青主女科·产后诸症治法·妄言妄见第六》

组成：川芎（一钱）　柏子仁（一钱）　人参（一、二钱）
当归（二、三钱）　茯神（二钱）　桃仁（十二粒）　黑姜（四
分）　炙草（四分）　益智（八分，炒）　陈皮（三分）

　　用法及加减：枣，水煎服。治当论块痛有无缓急。若块痛未除，
先服生化汤二三帖，痛止，继服加参生化汤，或补中益气汤，
加安神定志丸调服之。

　　主治：产后块痛未止，妄言妄见。

　　歌括：产后日久气血虚，妄见妄言神无依。

　　虚病似邪欲除之，先补其虚调其气。

　　安神生化柏子仁，当归川芎与人参。

　　桃仁黑姜陈皮草，茯神益智枣水吞。

　　此方由生化汤加柏子仁、人参、茯神、益智、陈皮而成，

人参大补元气、生津养血，柏子仁滋阴安神、茯神益气安神，两药合用，养心安神，益智仁温脾益气，陈皮理气健脾，诸药共奏补气养血、安神定志之功。产后气血亏虚，形、气不足，神魂无依，就会出现妄言妄见的症状，应当大补气血，安神定志，等到气血充足，病自然就痊愈了。傅氏认为古人治疗产后虚证、年老虚喘及弱人妄言，都应该先补其虚，先调其气，次论诸病。

2. 健脾消食生化汤

来源：《傅青主女科·产后诸症治法·伤食第七》

组成：川芎（一钱）　人参（二钱）　当归（二钱）白术（一钱半）　炙草（五分）

用法及加减：生化汤加神曲、麦芽以消面食，加山楂、砂仁以消肉食。如寒冷之物，加吴萸、肉桂，如产母虚甚，加人参、白术。如停寒物日久，脾胃虚弱，恐药不能运用，可用揉按，炒神曲熨之更妙。

主治：血块已除，服此消食。

歌括：新产之后禁膏粱，饮食不节脾胃伤。

治当扶元补气血，审伤何物调处方。

产后伤食生化汤，面食神麦投之良。

肉伤砂楂冷萸桂，虚甚参术亦可尝。

此方为生化汤去桃仁、黑姜，加人参、白术。方中重用人参、当归益气养血，白术健脾益气消食，川芎为血中之气药，上达头目，中开郁结，下调经水，人体一身之气通调顺畅，则伤食可愈。全方共奏益气养血、健脾消食之功。妇人新产之后，禁食膏粱厚味。如果饮食不知节制，就会对脾胃有所损伤。治疗应当扶助元气，温补气血，健运脾胃。审伤何物，加以消导诸药。若瘀血未除，可消补并治，没有不治愈者。治疗时还要重视产后身体虚弱，不能大用消导之药而不注意补益气血，这样反而会损伤真气，胸膈满闷。

3. 木香生化汤

来源：《傅青主女科·产后诸症治法·忿怒第八》

组成：川芎（二钱）　当归（六钱）　陈皮（三分）黑姜（四分）

用法及加减：服时磨木香二分在内。此方减桃仁，用木香、陈皮。前有减干姜者，详之。

主治：产后血块已除，因受气者。

歌括：产后怒气逆胸膈，血块又痛生化汤。

宜去桃仁加木香，块化怒散保无殃。

此方为生化汤去桃仁、炙甘草加陈皮。临服磨二分木香入内，辛香走窜，专治妇人忿怒气逆，胸膈不舒，陈皮理气健脾，诸药合用，忿怒可消。如果轻视产后而看重气逆，用木香、乌药、枳壳、砂仁之类，反而会导致元气受损，更加增添满闷之感。临证时切勿使用木香槟榔丸、流气引子等方，会使虚弱更加严重。

4. 健脾利水生化汤

来源：《傅青主女科·产后诸症治法·泻第二十一》

组成：川芎（一钱）　茯苓（一钱半）　归身（二钱）
黑姜（四分）　陈皮（五分）　炙草（五分）　人参（三钱）
肉果（一个，制）　白术（一钱，土炒）　泽泻（八分）

用法及加减：寒泻加干姜八分，寒痛加砂仁、炮姜各八分，
热泻加炒黄连八分。泻水腹痛，米饮不化，加砂仁八分，麦芽、
山楂各一钱。泻有酸嗳臭气，加神曲、砂仁各八分。脾气久虚，
泻出所食物方快，以虚寒论。泻水者，加苍术一钱以燥湿。脾气弱、
元气虚，必须大补，佐消食清热却寒药。弱甚形色脱，必须第一方，
参、术、苓、附必用之药也。诸泻俱加升麻（酒炒）、莲子十粒。

主治：产后块已除，患泻症。

歌括：产后块除患泻症，健脾利水生化汤。

归芎茯苓陈皮草，参术肉果泽泻姜。

此方为生化汤去桃仁加茯苓、陈皮、人参、肉果、白术、泽泻。
方中人参、白术、茯苓、甘草，含四君子汤之意，补气健脾，
通利水道而止泻。当归养血活血，川芎行气活血，黑姜入血分，
温暖胞宫。陈皮理气健脾，泽泻健脾利湿，利小便以实大便。
肉果即肉豆蔻，温中涩肠而止泻。全方共奏健脾利水、益气止
泻之功。产后泄泻有食泄、湿泄、水谷注下之分，病因大部分
责之于气虚、食积和湿。病因不同，治法也不同。气虚宜补、
食积宜消、湿则宜燥。

5. 参苓生化汤

来源：《傅青主女科·产后诸症治法·完谷不化第

二十二》

组成：川芎（一钱）　当归（二钱）　黑姜（四分）　炙草（五分）　人参（二钱）　茯苓（一钱）　白芍（一钱，炒）　益智（一钱，炒）　白术（二钱，土炒）　肉果（一个，制）

用法及加减：泻水多，加泽泻、木通各八分，腹痛加砂仁八分，渴加麦冬、五味子。寒泻加黑姜一钱、木香四分；食积加神曲、麦芽消饭面，砂仁、山楂消肉食。产后泻痢日久，胃气虚弱，完谷不化，宜温助胃气，六君子汤加木香四分、肉果一个（制）。

主治：产后三日内块已消，谷不化，胎前素弱患此症。

歌括：健脾参苓生化汤，归芎炙草肉果姜。

白芍白术益智仁，胎前素弱此方尝。

此方由生化汤去桃仁加人参、茯苓、白芍、益智仁、白术、肉果。产后血块已消，加入人参、白术以补气，肉果、益智仁以温胃，茯苓以健脾利水。诸药合用，温养活血，健脾止泻，专门治疗产后血块已除而完谷不化者。

6. 生化六和汤

来源：《傅青主女科·产后诸症治法·霍乱第二十四》

组成：川芎（二钱）　当归（四钱）　黑姜（四分）炙草（四分）　陈皮（四分）　藿香（四分）　砂仁（六分）茯苓（一钱）

用法及加减：姜三片，煎服。

主治：产后血块痛未除，患霍乱。

歌括：劳伤气血脏腹空，食难运化感冷风。

阴阳不顺清浊乱，冷热不调邪正争。

生化六和芎归姜，陈皮炙草砂藿香。

茯苓一钱姜三片，产后霍乱服此方。

此方为生化汤去桃仁加陈皮、藿香、砂仁、茯苓。陈皮、茯苓健脾和胃而止泻，藿香、砂仁芳香行气而化浊。诸药合用，温养活血，健脾化浊，治疗产后瘀血未消而感霍乱之邪。产时劳伤气血，脏腑空虚，不能运化食物，感受冷风，导致阴阳升降不顺，清浊乱于脾胃，冷热不调，邪正相搏，上下为霍乱。

7. 加参安肺生化汤

来源：《傅青主女科·产后诸症治法·咳嗽第二十六》

组成：川芎（一钱）　人参（一钱）　知母（一钱）　桑白皮（一钱）　当归（二钱）　杏仁（十粒，去皮尖）　甘草（四分）　桔梗（四分）　半夏（七分）　橘红（三分）

用法及加减：虚人多痰，加竹沥一杯，姜汁半匙。

主治：产后虚弱，旬日内外感风寒，咳嗽声重有痰，或身热头痛，及汗多。

歌括：产后旬日感风寒，咳嗽声重亦有痰。

身体虚弱难御邪，身热头痛多出汗。

加参安肺生化汤，归芎人参杏仁桑。

知母甘草桔梗配，半夏橘红共煎尝。

此方为生化汤去桃仁、黑姜加人参、知母、桑白皮、杏仁、桔梗、半夏、橘红而成。人参益气扶正，知母、桑白皮、杏仁、桔梗清热宣肺止咳，半夏、橘红理气化痰除嗽。

8．参归生化汤

来源：《傅青主女科·产后诸症治法·流注第二十八》

组成：川芎（一钱半）　当归（二钱）　炙草（五分）人参（二钱）　黄芪（一钱半）　肉桂（五分）　马蹄香（二钱）

用法及加减：或未成脓，未溃，气血虚也，宜服八珍汤；憎寒恶寒，阳气虚也，宜服十全大补汤；补后大热，阴血虚也，宜服四物汤加参、术、丹皮；呕逆，胃气虚也，宜服六君子汤加炮姜、干姜；食少体倦，脾气虚也，宜服补中益气汤；四肢冷逆，小便频数，肾气虚也，补中益气汤加益智仁一钱。

主治：产后恶露流于腰、臂、足关节之处，或漫肿，或结块，久则肿起作痛，肢体倦怠。

歌括：产后恶露流关节，漫肿结块痛切切。

急宜葱熨治外肿，参归生化消瘀血。

参归生化桂黄芪，川芎炙草香马蹄。

此症当须补气血，饮食起居要适宜。

此方由生化汤去桃仁、黑姜加人参、黄芪、肉桂和马蹄香。这种病症如果不补益气血，节制饮食，谨慎日常起居，一般很难治愈。如果肿起作痛，起居饮食如常，是病气未深，形气未损，易治；若漫肿微痛，起居倦怠，饮食不足，最为难治。腹中块痛已除，就无须用桃仁活血化瘀，漫肿疼痛，用黑姜可能助热，故删去这二味。参、芪、肉桂、马蹄香补益气血，透脓，脱毒外出。

9. 养荣生化汤

来源：《傅青主女科·产后诸症治法·膨胀第二十九》

组成：当归（四钱）　白芍（一钱）　白茯苓（一钱）人参（一钱）　白术（二钱）　陈皮（五分）　大腹皮（五分）香附（五分）　苁蓉（一钱）　桃仁（十粒，制）

用法及加减：块痛，将药送四消丸。屡误下，须用参、归半斤，大便方通，膨胀方退。

主治：大便不通，误服下药成胀，及腹中作痛。

歌括：便秘误下反生胀，宜服养荣生化汤。

归芍参苓陈腹皮，白芍苁蓉桃仁香。

此方由生化汤去川芎、炙甘草、黑姜加白芍、白茯苓、人参、白术、陈皮、大腹皮、香附、肉苁蓉。妇人素来身体虚弱，又产时劳倦，中气不足，胸膈不利，导致全身运化迟缓。其膨胀，因伤食而误消，因气郁而误散，多食冷物而停留恶露，又因血虚大便燥结，误下而胀愈甚。殊不知产后气血两虚，血块消后，应大补气血以补中虚。医者如果只知道消伤食，散气郁，攻恶露，下便结，胃气反而会受到损害，满闷更甚，气不升降，湿热积久，遂成膨胀。人参、白术、茯苓健脾益气，白芍养血，陈皮理气健脾，大腹皮、香附行气宽中，肉苁蓉益精血，润肠通便。补中寓消，则脾胃强健，食积、气郁皆消散，补血活血，大便自通，恶露自行。

二、完带汤

来源：《傅青主女科·带下·白带下一》

组成：白术（一两，土炒）　山药（一两，炒）　人参（二钱）　白芍（五钱，酒炒）　车前子（三钱，酒炒）　苍术（三钱，制）　甘草（一钱）　陈皮（五分）　黑芥穗（五分）　柴胡（六分）

用法及加减：水煎服。

功用：健脾疏肝，祛湿止带。

主治：肝郁脾虚，湿浊下注之带下病（妇人有终年累月下流白物，如涕如唾，不能禁止，甚则臭秽者）。

效果：二剂轻，四剂止，六剂则白带痊愈。

治法：大补脾胃之气，稍佐舒肝之品。

歌括：妇人终年白物流，如涕如唾甚秽臭。

脾虚肝郁湿气胜，任督病来带难束。

完带白术山药炒，参芍车苍生甘草。

陈皮柴胡黑荆芥，脾气健旺湿自消。

方解：方中重用白术、山药，一温一平，健脾益气，运化水湿，炒制更增燥湿之力；辅以人参补益脾胃之气，苍术燥湿健脾，四药配伍，使脾气健运而湿浊不生。佐以白芍益阴平肝，少佐柴胡疏肝解郁，并升阳除湿，陈皮健脾理气和胃，使白术、山药、人参补而不滞。荆芥穗炒黑，则入血分，祛风胜湿，收敛止带；车前子利水胜湿，使湿有出路；甘草为使，调和诸药，尚有调补脾胃之功。诸药共用，共奏健脾燥湿、疏肝理气之功效。

医论：

明薛己在《校注妇人良方·带下方论》记录一则医案：一妇人吞酸饱满，食少便泄，月经不调，服清气化痰丸，两膝渐肿，寒热往来，带下黄白，面萎体倦，此脾胃俱虚，湿痰下注，用补中益气，倍用参术，加茯苓、半夏、炮姜而愈。

明万密斋在《万氏妇人科》中这样论述带下：带下之病，妇女多有之，赤者属热，兼虚兼火治之。白者属湿，兼虚兼痰治之。年久不止者，以和脾胃为主，兼升提。大抵瘦人多火，肥人多痰。

清朝萧埙的《女科经纶》载：白带多是脾虚，肝气郁则脾受伤，脾伤则湿土之气下陷，是脾精不守，不能输为荣血，而下白滑之物，皆由肝木郁于地中使然。法当开提肝气，补助脾元。盖以白带多属气虚，故健脾补气要法也。

《傅青主女科》：夫带下俱是湿症。而以"带"名者，因带脉不能约束，而有此病，故以名之。盖带脉通于任、督，任、督病而带脉始病。带脉者，所以约束胞胎之系也。带脉无力，则难以提系，必然胎胞不固。故曰：带弱则胎易坠，带伤则胎不牢。然而带脉之伤，非独跌闪挫气已也。或行房而放纵，或饮酒而癫狂，虽无疼痛之苦，而有暗耗之害，则气不能化经水，而反变为带病矣。故病带者，惟尼僧、寡妇、出嫁之女多有之，而在室女则少也。况加以脾气之虚，肝气之郁，湿气之侵，热气之逼，安得不成带下之病哉！故妇人有终年累月下流白物，如涕如唾，不能禁止，甚则臭秽者，所谓白带也。夫白带乃湿盛而火衰，肝郁而气弱，则脾土受伤，湿土之气下陷。是以脾精不守，不能化荣血以为经水，反变成白滑之物，由阴门直下，欲自禁而不可得也。治法宜大补脾胃之气，稍佐以舒肝之品，使风木不闭塞于地中，则地气自升腾于天上，脾气健而湿气消，自无白带之患矣。方用完带汤。

此方为脾、胃、肝三经同治之法，寓补于散之中，寄消于升之内。升提肝木之气，则肝血不燥，何至下克脾土。补益脾土之元，则脾气不湿，何难分消水气。至于补脾而兼以补胃者，由里以及表也。脾非胃气之强，则脾之弱不能旺，是补胃正所以补脾耳。

清代程钟龄所撰《医学心悟·妇人门·带下》云：带下之症，方书以青、黄、赤、白、黑，分属五脏，各立药方。其实不必拘泥，大抵此症不外脾虚有湿。脾气壮旺，则饮食之精华生气血而不生带；脾气虚弱则五味之实秀，生带而不生气血。夫带症似属寻常，若崩而不止，多至髓竭骨枯而成损。治此者，岂可忽诸！

清代沈金鳌在《妇科玉尺·带下》中坚持：赤者属血属热，热入小肠而成；若实热郁结，则为赤白兼下。白者属气属寒，寒入大肠而成，因血少复亡其阳，故白滑之物下流；亦有湿痰流注下焦，或肝肾阴淫之湿，或缘惊恐而木乘土位，浊液下流；或色欲太甚，肾精亏损之故；或产多之妇，伤血伤液，皆能成带下之疾。

清代怀远在《古今医彻·女科》中总结带下的病因病机：带为脾虚有湿，而气不能摄。

近代张山雷在笺正《沈氏女科辑要》时写：古病多属虚寒，故巢氏病源，孙氏千金，皆以辛热治带下，此今时所绝无仅有之候，可以存而弗论。若湿热则今病最多，而亦最易治，其所下者，必秽浊腥臭，甚者且皮肤湿痒，淫溢欲腐，若夫脾虚气虚之证，固亦有之。则东垣之所谓清阳下陷，果属气陷，参芪补中，而少少升清，亦尚易治。但立斋、养葵所言，则几几乎万病尽然，断不足据。丹溪以湿痰立论，实即湿热之病，不足为异。景岳以脾肾两虚为言，则带出精窍，言肾较为切近，视专论脾胃清气不升者，尤为明白，新甫即立斋，而尧封似乎认作二人，是其失检。若缪仲淳以为木郁地中，实即相火郁窒横行而疏泄太过耳。古人许多治法，惟戴人大攻，断不可训，此外则大温大寒大补，各有对药之病，因证立方，具有至理，不可偏废。

近代彭逊之在《竹泉生女科集要》中写道：妇人病带，十常八九，带色之白，十中亦居八九焉，何也？湿伤气，固其正色也。病此者，胃虽强而能食，脾必不运，而肝木亦先期疏泄之职司也。肥胖者，用傅氏完带汤，或以六君子汤加味治之。

综观诸位医家之医论，大都认为白带下多与脾虚夹湿有关，温补派薛己认为黄白带下是脾胃虚弱，痰湿下注，用补中益气汤升提，加白术、茯苓健脾益气。万全以为白者属湿，兼虚兼痰治之。沈金鳌则认为带下白者属气属寒，因寒入大肠而成，湿痰流注下焦，肝木克脾土，湿浊下流等皆能导致带下。

临床应用：

完带汤是《傅青主女科》中流传较广，效果显著的经典名方之一，说是治疗白带第一方也不为过。现代医者对此方的应用范围不仅局限于白带等妇科疾病，还有内科的泄泻、水肿、淋证、多梦，外科的皮肤病，男科的阳痿，五官科的鼻衄等等，中医的异病同治之妙体现得淋漓尽致。

1. 白带等妇科疾病

白带属于妇科带下病的一种，是妇科临床常见病，相当于西医学的阴道炎、宫颈炎、盆腔炎、妇科肿瘤等引起的带下异常。临床研究发现运用完带汤化裁，或联合西药使用，对于顽固性阴道炎、复发性念珠菌阴道炎、复发性霉菌性阴道炎、外阴阴道假丝酵母菌病、慢性宫颈炎、慢性盆腔炎等妇科疾病符合脾虚湿盛带下病，疗效颇佳。

（1）细菌性阴道炎

宋某，女，35 岁，已婚，于 2011 年 12 月 5 日初诊。患者自诉阴道分泌物增多 1 个月余，色黄白相兼，质稀有异味，伴有阴部烧灼感，每于月经前后分泌物增多，纳差乏力，面色萎黄，腰部有下坠感，小便色黄，大便溏，舌淡苔白腻，脉细弱。妇科检查：外阴已婚型，阴道通畅，可见多量分泌物，色灰白，质稀，有异味，宫颈中度糜烂，子宫附件未见异常；阴道分泌物常规：清洁度Ⅲ度，霉菌（－），滴虫（－）；BV（＋）。中医诊断：带下病（脾虚湿盛证）；西医诊断：细菌性阴道病。方用完带汤加减：苍术、白术各10g，党参15g，山药15g，荆芥穗10g，柴胡10g，车前子（包煎）10g，陈皮10g，黄柏10g，茯苓10g，炒薏苡仁10g，芡实10g，重楼10g，白果10g，7剂，水煎服，日1剂。另配蛇床子30g，土茯苓30g，地肤子30g，白鲜皮30g，黄柏15g，百部30g，苦参30g，7剂水煎，冲洗阴道，日1次（经期停用）。

2011年12月12日二诊：阴道分泌物明显减少，阴部烧灼感减轻，纳差乏力明显好转，但仍有少量白带，无异味，再服7剂，外洗药同前。

2011年12月25日三诊：带下量、色、质、气味均恢复正常，伴随症状消失，停药3d，复查阴道分泌物常规示：清洁度Ⅱ度，霉菌（－），滴虫（－）；BV（－）。笔者随访3个月，未再复发。（赵静.金季玲治疗细菌性阴道病验案[J].河南中医，2013，33（03）：340.）

（2）多囊卵巢综合征

女，28岁，因"月经稀发5年余"就诊。月经3~4月一潮，偶有半年一潮，6~7天干净，量可，少许血块，轻度痛经，经前轻微乳胀，经行小腹胀坠感；平素带下量多，色白，无臭味，无阴痒，怕冷、手足不温，腰酸痛。外院诊断为多囊卵巢综合征，B超：双侧卵巢多囊改变，无排卵。性激素：FSH：4.14IU/L，LH：10.78IU/L，E_2：89.12pg/ml，T：3.89nmol/L，PRL：7.7μg/L，P：0.5μg/L。刻下证：多毛，肥胖，下颌部痤疮明显，带下量多，色白，纳可，眠可，大便溏，小便正常，舌淡苔白厚，脉沉缓。西医诊断：多囊卵巢综合征；中医诊断：月经后延，证属肝郁脾虚。应用完带汤加减治疗，治疗中酌加杜仲、川断、肉桂等补肾温阳。治疗5个月复诊9次，月经周期恢复至30~40天一行，面部痤疮基本消失，超声提示有排卵，基础体温双相。（王丹，诸葛廷芳.诸葛廷芳老师运用完带汤治疗多囊卵巢综合征的经验总结[J].世界最新医学信息文摘，2019，19（67）：364-365.）

（3）人乳头瘤病毒感染

陈某，女，59岁，因HPV51型感染2018年10月初诊。平素白带量多，颜色时黄时白，偶有阴痒。精神状态一般，肢体倦怠，情绪急躁易怒，饮食偏好肥甘厚腻，寐差，入睡困难，易惊醒，大便溏。舌淡胖，苔黄腻，脉濡。妇检：阴道内见中等量淡黄色分泌物，有腥味，余未见异常。白带：清洁度II~III级。中医诊断：带下病，脾虚肝郁证；西医诊断：人乳头瘤病毒感染。处方：完带汤加灵芝、乌梅、贯众、杜仲、白果、鸡冠花、凤尾草各10g，14剂，水煎服，1剂/天；配合保妇康栓阴道上药、消炎止带外洗液清洗外阴。

2018年11月复诊，患者白带量较前减少，无异常气味，无外阴瘙痒，精神状态较前改善，睡眠同前，大便正常。原方加酸枣仁，14剂，继续保妇康栓阴道上药、消炎止带外洗液清洗外阴。2018年12月复诊，自述白带量较前明显减少，睡眠较前稍改善。原方去杜仲、贯众、乌梅、白果，再服14剂，复查HPV（-）。

2019年3月复查HPV（-）。（侯明慧，刘文娥，伍彩霞.刘文娥活用完带汤治疗人乳头瘤病毒感染经验总结[J].中医药临床杂志，2020，32（08）：1443-1446.）

（4）耐药性宫颈支原体感染

石某，女，29岁，已婚，G2P0，2017年9月6日初诊。阴道分泌物量多色黄伴异味反复发作2年余，伴小腹坠胀不适，抑郁烦躁，怠倦乏力，大便黏滞不爽，舌淡红，苔略黄腻，脉弦细。查阴道分泌物常规：清洁度IV度，滴虫阴性，念珠菌阴性，支原体UU/MH阳性，根据其药敏试验予克拉霉素治疗半个月后停药1周复查，支原体仍阳性，再予米诺环素治疗两个疗程，停药1周后复查支原体仍阳性，且药敏试验所有抗生素均显示耐药。因患者有生育要求，需彻底治疗支原体感染，遂以完带汤加减治疗。药用：党参、白芍、车前子、红藤、败酱草、女贞子、玄参各15g，淮山药、炒白术各20g，苍术、陈皮、香附各9g，柴胡、防风、荆芥穗各6g，甘草6g。每日1剂，水煎服。服药1个月后复查阴道分泌物常规示清洁度III度，支原体检测示 UU（＋），MH（－）。守方继前治疗 1 个月，查阴道分泌物常规示清洁度Ⅱ度，支原体检测示 UU（－），MH（－），因患者仍时有小腹坠胀不适，怠倦乏力，大便黏滞不爽等症状，故予中药汤剂巩固 1 个月，症状基本消除后停药，复查支原体示：UU（－），MH（－）。（王桂萍，武宇，桂雯洁.完带汤加减治疗耐药性宫颈支原体感染疗效观察[J].山西中医，2020，36（06）：36-37.）

2. 泄泻

完带汤揭示的病机以脾虚湿盛为主，虽然《傅青主女科》中用其治疗白带下，但多种内科疾病，特别是消化系统疾病，多表现为脾虚湿盛的证型。此类泄泻多属于现代医学的肠易激综合征、慢性结肠炎、溃疡性结肠炎等范畴。

（1）肠易激综合征

吕某某，女，56 岁，2009 年 9 月 18 日初诊。反复腹泻、腹痛、腹胀不适 2 年，每因饮食不节，情绪波动或劳累后加重或复发。曾于院内外多次检查，均无与现病相关的器质性病变及相关疾病。刻诊：腹部胀痛、肠鸣，腹泻水样便，有时兼见黏液便，3 ~ 5 次 / 天。精神紧张，情绪低落，心悸少寐，苔薄白，脉弦细。刻诊：西医：肠易激综合征。中医：泄泻。辨证：肝脾失和，传导失常。处方：党参、薏苡仁 30g，白术、苍术、淮山药、白芍、芡实各 15g，柴胡、陈皮、葛根各 10g，甘草 3g。水煎分 3 次服，日 1 剂。上药服 10 剂后，诸症大减，继守方略事加减，续服 20 余剂，病愈停药。随访3月未见复发。（陈炯，梁开发.梁开发完带汤临床新用举隅[J].四川中医，2011，29（10）：18-19.）

（2）慢性结肠炎

患者某，女，41岁，2003年10月9日初诊。2年前因琐事争吵后出现黎明前腹痛腹泻，此后稍有情志不遂即复发，曾2次肠镜检查提示"慢性结肠炎"。数服黄连素片、诺氟沙星胶囊、逍遥丸及补脾益肠丸等治疗无效。近半个月来加重，几乎每于黎明前即觉腹中鸣响，脐腹疼痛，必登厕排便而后舒，便黄质稀如水，口黏泛酸，形体消瘦，舌质淡，苔白略黄，脉弦缓。证属肝郁脾虚，水湿不运。治宜抑木扶土，化湿止泻。方用完带汤加减。处方：苍术、党参、陈皮各10g，白术、炒山药各15g，白芍12g，车前子（包煎）15g，扁豆花30g，柴胡、防风、砂仁各6g，炙甘草3g，每天1剂，水煎服。服药5剂后，腹痛减轻，便质转为稀溏，口黏泛酸消失，舌苔薄白，脉弦略缓，守方继服10剂，腹痛消失，大便成形，余症悉除。嘱服参苓白术丸月余善后。随访年余，未见复发。（李龙骧.完带汤临床新用[J].世界中医药，2010，5（03）：183-184.）

3. 水肿

水肿之病有内外因之别，多与肺脾肾三脏相关，外因多与肺相关，内因则多与脾肾相关。多种泌尿系统疾病，如特发性膜性肾病、慢性肾炎，临床以水肿、蛋白尿为主要特征，属于中医水肿病范畴。其病因病机多为脾肾亏虚，使水湿内停，泛溢肌肤，而发为水肿。有学者提出在调理脾肾的同时，须兼从肝和带脉论治，才能提高疗效。

高某，女，51岁，初诊日期：1998年3月4日。3年前出现月经稀发伴面浮肢肿，治疗后于1998年6月绝经，但仍有面部及双下肢水肿伴食后饱胀、纳呆、便溏、神疲乏力等症。先后赴县、市、省级医院就诊，做有关检查，诊为"神经官能症、更年期综合征"，曾服利尿剂及调节植物神经等西药和健脾补肾、温阳化气等中药治疗，水肿消退，但停药后又复发，经友人介绍来诊。刻见：面部虚浮，面色萎黄，双下肢水肿，按之凹陷，舌体胖边齿痕，舌质黯苔薄白，脉弱。查：血压16/11kPa，血、尿常规，肝、肾功能，血浆白蛋白定量，心电图，X线等检查均未见异常。证为肝郁脾虚，土不制水，湿泛肌肤。治宜健脾理气，补中行湿。方以完带汤加减。药用：党参25g，白术30g，生黄芪30g，茯苓30g，苍术15g，荆芥10g，柴胡6g，车前子10g，陈皮9g，紫苏10g，大腹皮15g，粉防己15g，木香6g，桑白皮15g，生姜皮6g。6剂后水肿减轻，再服10剂后，水肿、便溏消失，精神、食欲好转。上方去防己、桑白皮制成水丸，继服1月余，随访半年无复发。（张灵梅，张清连，王丽华.完带汤临床应用举隅[J].光明中医，2007（12）：54-55.）

4. 淋证

中医学淋证与现代医学慢性前列腺炎都以尿频、尿急、尿痛，尿后余沥不尽，会阴及小腹拘急等为主要临床表现，可以说慢性前列腺炎属于中医淋证范畴。

易某某，男，55 岁，农民。1996 年 5 月 24 日初诊。小便后段白浊，淋沥不畅 10 余天，有前列腺肥大宿疾。某院 B 超检查：前列腺肥大（4.0cm×4.6cm）。前列腺常规：白细胞 40 个/高倍，卵磷脂小体 50%。经抗感染疗效不显，要求改服中药。患者两年前曾患"乙肝"，治愈后常感肝区不适或隐痛，饮食不佳，大便不成形，5 月初尿后白浊，淋沥不畅，内裤白渍斑斑，舌质淡，苔白腻，脉细弦。证属肝郁脾虚，湿浊下注。处方：炒白术、淮山药各 15g，炒车前仁 13g，党参、白芍、苍术、炒麦芽、留行子各 10g，黑芥穗、柴胡各 6g，陈皮 5g，甘草 3g。3 剂后小便转清而通畅，内裤无白色胶着物，守方去留行子继服 5 剂。小便清利，饮食渐增，大便成条，观其舌，满苔尽白亦去。（梁高财，陈源. 完带汤临证应用举隅 [J]. 湖南中医杂志，2004（04）：72-73.）

5. 皮肤病

（1）黄褐斑

患者，女，25 岁。患者面颊及唇部出现浓密、大小不一的黄褐色斑点 3 年余，颜色逐年加深，别无他恙。曾服疏肝、补肾中药治疗罔效。平素体倦乏力，腰腿酸胀沉重，带下量多，清稀，舌淡红，苔薄白，脉细弱无力。脉证合参，证属脾虚湿盛。给予完带汤：苍术、白术各 15g，山药 18g，白芍 12g，陈皮、党参、车前子（包煎）各 9g，柴胡 6g，甘草、炒荆芥各 3g。5 剂，水煎服，每日服 1 剂。服药后，面部黄斑颜色明显变浅，白带减少，体倦、腰酸、乏力缓解。复诊嘱守原方继服 15 剂后，面色红活荣润，斑块消失。随访 2 年未再复发。（李龙骧 . 完带汤治疗皮肤病举隅 [J]. 吉林中医药，2009，29（07）：612.）

（2）湿疹

刘某，男，41 岁，2005 年 4 月 20 日初诊。于 1 年前两耳后出现簇集样丘疱疹，抓破后渗水，西医诊断为湿疹。经西药间断治疗半年余，疗效不明显。近 2 个月病情加重来诊。诊见：两耳后、耳廓、双侧颈项及颈胸处皮肤见有小片簇集红斑及疱疹，皮肤焮红，上有鳞屑，脱屑瘙痒，部分糜烂渗水，抓痕结痂，有时夜间因瘙痒不能入眠，纳食减少，胃脘闷胀，口黏乏味，肢困神倦，舌质淡略胖，苔白水滑，脉濡缓。证属脾虚湿阻，湿郁化热，蕴于肌肤。治宜补中健脾，除湿清热。拟用完带汤加味。方药：苍术 20g，党参、白术各 12g，车前子、苦参、炒山药各 15g，柴胡、牡丹皮、荆芥各 6g，白鲜皮、陈皮、黄柏、全蝎、白芍各 10g，甘草 3g。水煎服，每日 1 剂。5 剂后再诊，未发现新的红斑及疱疹，糜烂渗水减少，瘙痒略缓解，仍纳少脘胀，口黏乏味，余症及舌脉同前。守方加砂仁 10g，藿香 12g 以理气醒胃，继服 7 剂。药后饮食增加，精神改善，皮肤微红，糜烂处缩小，大部分结痂，入夜后有轻度瘙痒，舌苔转为薄白，舌体正常，脉弦缓。守方再服两周，诸恙悉平。随访 1 年，未见复发。（李龙骧 . 完带汤治疗皮肤病举隅 [J]. 吉林中医药，

2009，29（07）：612.）

6. 其他

（1）嗜睡

患者，女，35 岁。淋雨之后，发热身痛，经治疗热退痛减，但觉昏沉嗜睡。症见困倦嗜睡，头身困重，纳食减少，口淡不渴，大便溏软，小便清长，带下清稀，舌质淡，苔薄白，脉濡缓。辨证为脾胃虚弱，湿困脾阳；治宜补中健脾，化湿通阳，方用完带汤加减：炒白术 30g，炒山药 30g，党参 15g，苍术 12g，柴胡 4g，陈皮 6g，车前子 12g，桂枝 8g，防风 6g，茯苓 12g，石菖蒲 6g。3 剂，水煎服。药后诸症减轻，精神转佳，继服 3 剂，症状消除而告愈。（杨忠山，朱青学 . 完带汤临床新用举隅 [J]. 北京中医药，2008（01）：55-56.）

（2）鼻鼽

刘某，女，22 岁，2014 年 4 月 10 日就诊。5 年前开始每遇到冷空气、大风时出现鼻部不适、喷嚏频作、流清涕等症状，确诊为过敏性鼻炎，常用激素、抗过敏药物治疗，效果不佳，反复发作。2 天前因天气变化鼻炎发作，鼻塞不通、鼻痒、喷嚏频作、流清涕，伴有头部昏蒙不清，疲倦乏力，少气懒言，胸闷，腹胀纳少，便溏。察其舌体胖大，舌质淡，苔白腻，脉沉弱。此脾虚湿盛、清阳不升之证，治宜益气升清、健脾祛湿兼宣肺通窍。处方以完带汤加味：炒白术 15g，炒山药 15g，红参 10g，白芍 10g，车前子 10g，苍术 10g，柴胡 10g，陈皮 10g，荆芥穗 10g，甘草 3g，桔梗 10g，白芷 10g，辛夷 10g，生薏苡仁 30g，厚朴 10g。水煎服，每日 1 剂。服药 7 剂后，诸症减轻，效不更方，继服 7 剂，诸症消失，又继服参苓白术散 1 月以巩固疗效。随访至今未再复发。（马东.完带汤的异病同治体会 [J]. 中国民族民间医药，2015，24（17）：45.）

现代药理研究：

人参、山药、白术等药是完带汤的主药，现代研究发现其具有滋养强壮的作用，可以振奋精神、改善体质。完带汤可以增强机体的免疫功能，对于免疫力低下引起的白带过多、慢性肠炎、慢性胃炎、胃及十二指肠溃疡等疾病有治疗作用。对肝郁脾虚型慢性宫颈炎模型大鼠可有效改善其表皮细胞生长因子（EGF）及表皮生长因子受体（EGFR）水平，减少 DNA 倍体受影响程度，从而改善并增强机体体质，达到"扶正祛邪"的效果。（袁亚美.完带汤对肝郁脾虚型慢性宫颈炎模型大鼠 EGF、EGFR 水平及 DNA 倍体的影响 [J]. 齐齐哈尔医学院学报，2017，38（07）：756-758.）

临证参考：

1. 临证发现完带汤虽傅山原为妇人白带下所设，临床症见白带量多，质稀薄，伴体倦乏力，饮食减少，便溏等脾虚之象，但其组方严谨，肝脾同治，以燥湿健脾为主，佐以疏肝，故临床各病若辨证为脾虚湿盛兼肝郁者皆可用此加减，从而扩大了本方的使用范围，亦体现了中医异病同治之理。

2. 完带汤以健脾利湿为主，若服用过量容易损伤阴液，因此不宜久服。

3. 对于水湿内停甚者，加茯苓、苍术以健脾燥湿；肝郁甚者，加佛手、香附、青皮以疏肝理气；防止过度利湿而损伤阴液可加山萸肉、麦冬以养阴生津；脾损及肾而腰背酸痛者，加炒杜仲、菟丝子、续断以温补肾阳，固任止带；寒邪凝滞而腹痛者，加元胡、香附、艾叶以温经理气止痛；带下日久，滑脱不禁者，加金樱子、芡实、龙骨、牡蛎、乌贼骨以固涩止带；湿热较重，带下兼见黄色，加黄柏、龙胆草以清热止带。

三、易黄汤

来源:《傅青主女科·带下·黄带下三》

组成: 山药(一两,炒)　芡实(一两,炒)　黄柏(二钱,盐水炒)　车前子(一钱,酒炒)　白果(十枚,碎)

用法及加减: 水煎服。

功用: 健脾祛湿,清热止带。

主治: 脾虚湿蕴,湿热下注之带下病(妇人有带下而色黄者,宛如黄茶浓汁,其气腥秽)。

效果: 连服四剂,无不痊愈。

治法: 补任脉之虚,清肾火之炎。

歌括: 妇人带下色发黄,任脉湿热邪气伤。

补任之虚清肾火,临证当服易黄汤。

易黄汤中用白果,山药芡实盐黄柏。

酒炒车前能利水,补任之虚清肾火。

方解: 山药甘平,补脾益肺,固肾涩精,止带止泻,补而不滞,养阴不腻,是气阴双补的佳品;芡实甘涩平,补脾祛湿以止泻,益肾固精以缩尿。二药相配伍使用,脾肾两补,止泻治带益彰,傅山解释"山药、芡实专补任脉之虚,又能利水";黄柏清肾中虚火，除下焦湿热，因肾与任脉相通，清肾火即解任脉之热；白果味涩，收敛止带，并引药入任脉；车前子利水渗湿，使湿热从小便而去。诸药共用，使热去湿化，带下自止。

医论：

《傅青主女科》：妇人有带下而色黄者，宛如黄茶浓汁，其气腥秽，所谓黄带是也。夫黄带乃任脉之湿热也。任脉本不能容水，湿气安得而入，而化为黄带乎？不知带脉横生，通于任脉，任脉直上走于唇齿。唇齿之间，原有不断之泉，下贯于任脉以化精，使任脉无热气之绕，则口中之津液尽化为精，以入于肾矣。惟有热邪存于下焦之间，则津液不能化精，而反化湿也。夫湿者，土之气，实水之侵；热者，火之气，实木之生。水色本黑，火色本红，今湿与热合，欲化红而不能，欲返黑而不得，煎熬成汁，因变为黄色矣。此乃不从水火之化，而从湿化也。所以世之人有以黄带为脾之湿热，单去治脾而不得痊者，是不知真水、真火合成丹邪、元邪，绕于任脉、胞胎之间，而化此黔色也，单治脾何能痊乎！法宜补任脉之虚，而清肾火之炎，则庶几矣。方用易黄汤。

此不特治黄带方也，凡有带病者，均可治之。而治带之黄者，功更奇也。盖山药、芡实专补任脉之虚，又能利水，加白果引入任脉之中，更为便捷，所以奏功之速也。至于用黄柏清肾中之火也，肾与任脉相通以相济，解肾中之火，即解任脉之热矣。

近代彭逊之在《竹泉生女科集要》中赞同傅山的观点，并更加清楚详细地解释：黄带者，任脉之湿热也，督脉象乾为天，而督率万物，故曰督，厥色白。任脉象坤为地，而任载万物，故曰任，厥色黄，此任脉之气化所以化湿为黄带也。任脉上走唇齿，下达胞宫，水液往来其间，而不能容留，今以胞宫有热阻其水液，化而为湿，积多下注，色如黄丹浓汁。

临床应用：

易黄汤所治疾病从妇科的阴道炎、盆腔炎、崩漏等扩展至婴儿腹泻、神经性皮炎等，只要对证，皆可取效。

1. 冲任虚损，湿毒下注型黄带伴外阴瘙痒

胡某，女，32岁，已婚。2017年4月20日初诊。主诉：白带发黄伴外阴瘙痒1年余。自诉白带色黄，量不多，有异味，伴外阴瘙痒，使用消炎药和阴道栓剂后症状缓解，停药后复发，后检查有支原体感染。现症：白带色黄，带有脓性，伴外阴瘙痒不适，腰酸乏力，口苦心烦，眠欠佳，二便可。舌质红苔薄黄，脉细弦。辨证：冲任虚损，湿毒下注。治宜补益冲任，利湿解毒。方选易黄汤加减。处方：山药30g，芡实15g，黄柏15g，炒栀子15g，苍术15g，车前子15g（包），泽泻15g，白花蛇舌草20g，半枝莲20g，鱼腥草20g，当归12g，生地15g，川牛膝15g。4剂，水煎服，每日1剂，分3次口服。

4月28日二诊：诉服药后白带好转，外阴瘙痒减轻，睡眠改善，要求继续治疗。前方加杜仲15g、柴胡10g。5剂。

5月10日三诊：诉服上药后白带正常，外阴偶有瘙痒不适，

前方减川牛膝、杜仲，加苦参 15g、蛇床子 15g，5 剂。后随访半年未复发。（付磊强，兰世萍，胡晓丹.4 首常用带下方临床应用验案 4 则 [J].江苏中医药，2019，51（11）：49–51.）

2. 湿热蕴结型霉菌性阴道炎

赵某，女，27 岁，2007 年 8 月 10 日初诊。患者带下量多、色黄 1 月。近 1 月来带下量多，色黄，质黏稠，有臭味，伴阴部瘙痒难忍。经检查诊断为霉菌性阴道炎。平素月经正常，偶有头痛，舌红、苔黄腻，脉滑数。证属湿热蕴结，治宜清热利湿止带。方用易黄汤加味。处方：车前子（另包）、山药、芡实、薏苡仁、败酱草、金银花各 25g，黄柏、白果各 15g，荆芥、防风各 12g，薄荷 6g。7 剂，每天 1 剂，水煎服。外洗方：蛇床子、百部、苦参各 30g，黄柏 25g，花椒、白矾、荆芥、防风各15g。6 剂，每天 1 剂，水煎熏洗 1~2 次。

二诊：药后带下量明显减少，外阴瘙痒亦减轻。内服方加苦参 6g，5 剂。再用外洗方 3 剂。后随访诸症消失而愈。（凌芳，刘景超.门成福教授治疗带下病经验介绍 [J].新中医，2008（11）：14–15.）

3. 慢性盆腔炎

陈萍、李灵芝等人为研究加味易黄汤治疗慢性盆腔炎的疗效，选取 90 例门诊慢性盆腔炎患者，随机将她们分为两组，中药组 60 例，平均年龄为 34.7 岁；西药组 30 例，平均年龄 35.2岁。两组病例的年龄、病程经统计学处理无显著性差异。中药组自拟加味易黄汤。组成：黄柏10g，芡实10g，山药15g，白果10g，车前子10g，红藤30g，苡米15g，败酱草15g，苍、白术各15g，桂枝6g，茯苓15g，桃仁10g，生芪25g，赤芍15g，党参15g，蒲黄10g，灵脂10g，半枝莲10g。每日1剂，分2次煎服，20天为1疗程。西药组：阿莫西林胶囊0.5g，Qid；甲硝唑片0.4g，Tid。连续服用20天。如出现恶心、呕吐等症状，可加服VitB$_6$10mg，Tid。结果中药组有效率96.7%，西药组有效率86.7%。两组总有效率经统计学检验有显著性差异，说明中药组较西药组疗效好，加味易黄汤治疗慢性盆腔炎效果显著。（陈萍，李灵芝，李桂华.加味易黄汤治疗慢性盆腔炎疗效观察[J].四川中医，2003（07）：57–58.）

4. 崩漏

崔某，女，35岁，于2003年2月10日诊。3个月前因阴道不规则出血10天去某医院就诊，住院并清宫，病理诊断为增殖期子宫内膜，用抗生素等治疗1个月未愈，自动出院。后到某中医院门诊服中药治疗，用归脾汤为主治疗2个月仍未愈。现面色无华，乏力气短，阴道流血量多、色红、时有血块，舌质红、舌尖有瘀点、苔薄白、脉沉。诊为崩漏，辨为气虚证。用补中益气汤加味，水煎服，日1剂。服5剂后未愈，阴道出血如初。后用易黄汤加味，山药、芡实、益母草、牡蛎各30g，黄柏6g，白果、黑芥穗各10g，茜草15g。日1剂，水煎服。服2剂后阴道出血量明显减少，再服2剂后阴道出血时有时无，继服 5 剂后痊愈。随访 7 个月月经如期而至，崩漏未再复发。（孙瑞玲，肖丽 . 崩漏治验 1 例 [J]. 实用中医药杂志，2005（12）：756.）

5. 婴儿腹泻

张富彩、于雪玲对 128 例婴儿腹泻患者以解表清热利湿，健脾和胃为基本原则组方治疗。处方组成：葛根 9g，黄芩 3g，黄连 2g，炒山药 9g，炒芡实 3g，炒车前子 5g（布包），甘草 2g，炒鸡内金 3g，乌贼骨 3g。随症加减：呕吐加半夏、生姜；肛门周围皮肤红肿、大便臭、肛门灼热减芡实、加蒲公英；大便腥加肉桂、炒莲子；厌食、大便绿加焦三仙；腹痛加白芍、元胡。每日 1 剂，早晚分服。连用 2~5 天病愈。结果治愈 112 例，占 87.5%，好转 16 例，占 12.5%。（张富彩，于雪玲 . 葛根芩连汤合易黄汤加减治疗婴儿腹泻 128 例及护理 [J]. 中国社区医师（综合版），2005（04）：75–76.）

6. 神经性皮炎

李建勇、郭梦蓉用傅山易黄汤加味治疗神经性皮炎 72 例。药物组成：山药、苦参、黄芪各 30g，芡实、当归各 20g，黄柏、白果、荆芥、防风、生地、玉竹、黄精各 10g，车前子、炒苍术各 15g，蝉蜕、甘草各 6g，大枣 5 枚。加减：病程长者加丹参、穿山甲；痒甚者加地肤子、白蒺藜；便干溲赤、口苦甚者加龙胆草、柴胡。每日 1 剂，水煎分 2 次服，7 日 1 个疗程，连用 3 个疗程。服药期间忌辛辣刺激之物，注意情志摄养。结果 72 例中，治愈

39 例，好转 26 例，无效 7 例，总有效率 90.3%。（李建勇，郭梦蓉.易黄汤加味治疗神经性皮炎 [J].山西中医，2004（06）：9.）

现代药理研究：

山药中的尿囊素具有抗刺激、麻醉镇痛、消炎抑菌等作用，可促进皮肤溃疡面和伤口愈合；芡实中的芡实多糖具有明显的抑菌作用；帮助调节神经、内分泌功能，抗渗出及抑制结缔组织增生，增强纤维蛋白溶解酶活性；车前子具有利尿、消炎的作用；黄柏等清热药亦具有抗炎、镇痛、抗病毒的作用，能促进组织黏膜炎性水肿、渗出的吸收，防止炎性细胞的浸润及抑制毛细血管通透性增强。

易黄汤全方可以改善血液循环，尤其是子宫壁微循环，促进盆腔病理变化修复，促进炎症病灶的消退及吸收，起到胃肠功能改善、消炎抗菌以及机体免疫力增强的效果。（徐春玲.易黄汤治疗慢性盆腔炎 48 例 [J].中国中医药现代远程教育，2012，10（23）：16–17.）

临证参考：

1. 方中山药、芡实为药食两用之品，药效和缓，适宜长久服用，若湿热较重者，需酌情添加清热利湿药。

2. 黄带清稀量多者，加龙骨、牡蛎、海螵蛸；黄带黏稠，味臭者，加茵陈、栀子；伴腰酸，加续断、菟丝子；食欲不振，少气懒言，加白术、茯苓。

四、利火汤

来源：《傅青主女科·带下·黑带下四》

组成：大黄（三钱）　白术（五钱，土炒）　茯苓（三钱）车前子（三钱，酒炒）　王不留行（三钱）　黄连（三钱）栀子（三钱，炒）　知母（二钱）　石膏（五钱，煅）　刘寄奴（三钱）

用法：水煎服。

功用：泄火退热除湿。

主治：火热蕴结之带下（妇人有带下而色黑者，甚则如黑豆汁，其气亦腥）。

效果：一剂小便疼止而通利，二剂黑带变为白，三剂白亦少减，再三剂痊愈矣。

治法：以泄火为主，火热退而湿自除。

歌括：带下色黑气腥膻，腹痛小便如刀穿。

胃命三焦火俱盛，火结于下未上炎。

利火大黄石膏连，白术茯苓炒车前。

不留寄奴栀知母，火退水进黑带减。

方解：石膏、知母合用，出自《伤寒论》白虎汤。知母甘苦而寒，质润多液，既升又降，上清肺热，中泄胃火，下清相火；石膏甘辛而淡，善清肺胃之热，又偏走气分，清气分实热证，二药相互促进，清热泻火；黄连、栀子清利三焦湿热，泻火解毒；大黄清热泄火、利湿、逐瘀；王不留行、刘寄奴通经活血，逐瘀通滞；白术健脾除湿，使清泻不伤脾土；车前子、茯苓利水渗湿，助湿热从小便排出。诸药合用，有清热利湿、化瘀止带之功。

医论：

《傅青主女科》：妇人有带下而色黑者，甚则如黑豆汁，其气亦腥，所谓黑带也。夫黑带者，火热之极也。或疑火色本红，何以成黑？谓为下寒之极或有之。殊不知火极似水，乃假象也。其症必腹中疼痛，小便时如刀刺，阴门必发肿，面色必发红，日久必黄瘦，饮食必兼人，口中必热渴，饮以凉水，少觉宽快。此胃火太旺，与命门、膀胱、三焦之火合而煎熬，所以熬干而变为炭色，断是火热之极之变，而非少有寒气也。此等之症，不至发狂者，全赖肾水与肺金无病，其生生不息之气，润心济胃以救之耳。所以但成黑带之症，是火结于下而不炎于上也。治法惟以泄火为主，火热退而湿自除矣。方用利火汤。

或谓此方过于迅利，殊不知火盛之时，用不得依违之法；譬如救火之焚，而少为迁缓，则火势延燃，不尽不止。今用黄连、石膏、栀子、知母，一派寒凉之品，入于大黄之中，则迅速扫除，而又得王不留行与刘寄奴之利湿甚急，则湿与热俱无停住之机。

佐白术以辅土，茯苓以渗湿，车前以利水，则火退水进，便成既济之卦矣。

近代彭逊之在《竹泉生女科集要》中写道：黑带之为病，腹痛，小便时如刀刺，阴户肿，其面必发红，久则黄瘦，反能食，大渴引饮，此胃腑、三焦、命门、膀胱之火，合而熬煎，所以致此病也。然其来也，非一朝一夕之故，而及其成也，亦断无延长之道。苟其早为之所，又何至成此危候哉。

临床应用：

利火汤可以治疗黑带阴道炎、前列腺炎合并睾丸炎等疾病，解热镇痛，抗菌利尿。

1. 肝郁化火、湿热下注型黑带

患者，24 岁，在校大学生，初诊时间：2018 年 4 月 1 日；末次月经时间：2018 年 3 月 2 日。主诉：带下色黑 2 周。患者平素月经欠规律，一般延后 20~30 天不等，否认性生活史。近期因学业压力大及出现情感问题，心烦易怒，口干喜冷饮，喜食辛辣刺激食物，小便黄，大便干，入睡困难。2 周前出现带下色黑如黑豆汁状，稀薄，量不多，无阴痒，无腹痛等不适，舌红，苔薄黄，脉滑。妇科彩超、白带常规检查未见异常。中医诊断为黑带，证属肝郁化火、湿热下注，治以清热疏肝、利湿止带。给予利火汤加柴胡、牡丹皮服用，处方：大黄 12g（后下），白术 12g，茯苓 15g，车前子 12g，王不留行 10g，黄连 3g，黑栀子 12g，知母 9g，石膏 20g（包煎），刘寄奴 10g，柴胡 15g，牡丹皮 10g，炙甘草 6g。水煎服，每日 1 剂，共 5 剂。

5天后复诊黑带消失，口干、尿黄、便干均好转，舌红，苔薄白，脉弦。予逍遥散加减：牡丹皮 9g，黑栀子 9g，当归 10g，白芍 15g，柴胡 12g，茯苓 12g，白术 12g，薄荷 6g（后下），炙甘草 3g。水煎服，每日 1 剂，连服 1 周。

2018 年 4 月 12 日月经来潮，经期停药。月经干净后患者复诊，嘱患者平时少吃辛辣刺激食物，调畅情绪，规律作息，并改服中成药逍遥丸（浓缩丸），每次 8 粒，每日 3 次，共 3 个月，经期停用。随访半年，月经规律，睡眠正常，黑带未再发作。（刘翠萍.利火汤治疗黑带病验案两则[J].广西中医药大学学报，2019，22（02）：24–25.）

2. 湿热型阴道炎

戚越、杨凌等人用利火汤加减治疗湿热型阴道炎 80 例取得了满意效果。将门诊 140 例湿热型阴道炎患者，随机分为观察组 80 例和对照组 60 例。观察组口服利火汤加减（大黄 9g，白术 15g，茯苓 9g，车前子 9g，王不留行 9g，黄连 9g，栀子 9g，知母 6g，石膏 15g，刘寄奴 9g。熏洗时加入芒硝 30g，花椒 30g，熏洗外阴局部，后用带线消毒脱脂棉球沾药液塞于阴道深处，第二天早晨取出，每天 1 次，共 7d。对照组口服甲硝唑片 400mg，日 3 次，连服 7d；阴道外用硝酸咪康唑阴道栓（达克宁），每次 200mg，日 1 次，共 7d。观察组总有效率 92.5%，对照组总有效率 80.0%，差异有显著意义。利火汤为治疗湿热蕴结化火的方剂，对改善临床症状和减少反复发作有一定的效果。（戚越，杨凌，卢丽芳，等.利火汤加减治疗湿热型阴道炎 80 例 [J].山东中医杂志，2013，32（06）：397–398.）

3. 肝经湿热，瘀热交阻型前列腺炎合并睾丸炎

张某，男，57 岁。初诊日期：2009 年 5 月 8 日。患者既往有前列腺炎病史，近 10 个月来反复尿急尿痛，伴见会阴部坠痛。曾辗转于多家医院泌尿专科，诊为前列腺炎、睾丸炎，迭经大剂量抗生素静脉滴注，未见显效，会阴疼痛无缓解，久立久坐及进食辛辣之品后加重。

刻诊：尿急尿痛，小便短少不畅，余沥不尽，色黄；会阴部坠痛，放射至两大腿内侧以下，伴左侧睾丸胀痛，行走时尤甚；口干口苦，心烦易怒，夜寐不安，大便偏干；舌暗红，苔黄厚腻，脉弦滑。查体：阴囊周围及双大腿内侧潮湿，皮色红，无破溃及皮疹。尿常规检查正常。中医辨证：肝经湿热，瘀热交阻，气机不利；治法：清火利湿，消瘀散结，行气活血。方用利火汤加减。处方：生石膏 30g，牡丹皮 15g，丹参 15g，王不留行 15g，生薏苡仁 30g，生栀子 9g，三棱 15g，莪术 15g，车前子（包煎）30g，生大黄 9g，黄柏 9g，黄连 6g，川牛膝 15g，生地黄 15g，蒲公英 30g，玄胡索 15g，青皮 9g，柴胡 9g。7 剂，每日 1 剂，分早晚 2 次顿服。

二诊（5 月 15 日）：患者诉服中药 2 剂，疼痛即明显减轻，行走时疼痛已不显；服药 7 剂后，小便转畅，自诉 10 个月来未

有这般轻松；口干口苦减，大便转调畅；舌暗红，苔薄黄腻，脉弦。证治同前，上方减玄胡索，再服 7 剂，用法同前。

三诊（5 月 22 日）：尿痛及会阴部坠痛消失，久行后双大腿内侧稍有牵拉不舒感，小便畅，色清；口干口苦已大减，大便调，夜寐尚可；舌暗红，苔黄薄腻，脉滑。现湿热未净，气机仍有不利之象，故仍当利湿清热、理气活血，稍佐扶正，予原方加减。处方：生薏苡仁 30g，白茅根 20g，车前子（包煎）30g，黄柏 9g，刘寄奴 9g，王不留行 15g，生栀子 9g，川楝子 9g，乌药 9g，青皮 9g，三棱 15g，莪术 15g，苍术 9g，生大黄 6g，茯苓 15g，枸杞子 15g。7 剂。

四诊（5 月 29 日）：已无尿频尿急，小便清畅；会阴疼痛无，偶有牵拉不适；无口干，略感口苦，胃纳可，大便畅，寐尚可；舌暗红，苔黄薄腻，脉滑。证治同前，三诊方加柴胡 9g、川牛膝 15g。7 剂。随访半年，症情平稳，未再发作。（窦丹波，傅慧婷.加味傅青主利火汤治疗前列腺炎合并睾丸炎验案 1 则 [J].上海中医药杂志，2011，45（02）：25-26.）

现代药理研究：

石膏、知母有明显的解热作用，石膏上清液能明显减少口渴大鼠的饮水量；栀子具有解热、镇痛、抗菌、抗炎等作用；黄连及小檗碱对金黄色葡萄球菌、肺炎双球菌等均有一定的抑制作用，有显著抗炎，解热作用，还能抑制胃液分泌，保护胃黏膜；大黄能增加肠蠕动，抑制肠内水分吸收，促进排便；茯苓有利尿、镇静作用，茯苓多糖能增强免疫功能；白术具有增强唾液淀粉酶活性、促进营养物质吸收、调节胃肠道功能的作用，还能增强细胞免疫功能，抑制子宫平滑肌收缩；车前子有显著利尿作用，对各种杆菌和葡萄球菌均有抑制作用；刘寄奴可加速血液循环，解除平滑肌痉挛，促进血凝；王不留行能收缩血管平滑肌。诸药合用，可起到解热、镇痛、抗菌、利尿的功效。

临证参考：

1. 傅氏描述黑带为"带下而色黑""其症必腹中疼痛，小便时如刀刺，阴门必发肿"。现代医者断不能望文生义，认为带下色黑是肾虚水寒而误用温化之品。临证时还要注意排除子宫颈、子宫腔的出血性疾病，应当详细检查。

2. 利火汤以清热利湿为主，易损伤阴液和阳气，因此不宜久服多服。热盛伤阴者，可加生地、白芍、山药；阴痒肿痛者，加白鲜皮、黄柏水煎熏洗；下腹痛甚者，加延胡索、姜黄；气虚者，加黄芪、党参、白术。

五、清肝止淋汤

来源：《傅青主女科·带下·赤带下五》

组成：白芍（一两，醋炒） 当归（一两，酒洗） 生地（五钱，酒炒） 阿胶（三钱，白面炒） 粉丹皮（三钱） 黄柏（二钱） 牛膝（二钱） 香附（一钱，酒炒） 红枣（十枚） 小黑豆（一两）

用法及加减：水煎服。

功用：养血清肝，祛湿止带。

主治：肝火犯脾，湿热下注之带下（妇人有带下而色红者，似血非血，淋沥不断）。

效果：一剂少止，二剂又少止，四剂痊愈，十剂不再发。

治法：清肝火而扶脾气。

歌括：带下色红因气陷，似血非血淋不断。

肝经郁火克脾土，湿热蕴于带脉间。

清肝止淋用归芍，生地丹皮炒阿胶。

黄柏牛膝小黑豆，酒炒香附加红枣。

方解：方中当归养血补血，白芍柔肝益阴，阿胶滋阴养血，生地清热凉血，丹皮清肝泻火，黄柏清热燥湿，牛膝活血、引药下行，香附疏肝解郁、理气化湿，并防止滋腻碍胃，红枣、黑豆润燥养胃。诸药合用，共奏养血清肝、祛湿止带之功。

医论：

北宋的《太平圣惠方》中载：夫妇人赤带下者，皆劳伤血气，损动于冲脉任脉故也。冲任为经脉之海，小肠者心之腑，此之经俱主于血，下为月水也。若经脉伤损，冲任气虚，不能约制经血，则与秽液相兼，而成带下。然五脏皆禀血气，其色则随脏不同，心脏之色赤，今心气虚损，故带下而赤色也。

明代大型方书《普济方》对于白带、赤带这样记述：妇人平居之时，血欲常多，气欲常少。方谓主气有原，百疾不生。倘或气倍于血，气倍生寒，血不化赤，遂成白带。气平血少，血少生热，血不化经，遂成赤带。

《傅青主女科》：妇人有带下而色红者，似血非血，淋沥不断，所谓赤带也。夫赤带亦湿病，湿是土之气，宜见黄白之色，今不见黄白而见赤者，火热故也。火色赤，故带下亦赤耳。惟是带脉系于腰脐之间，近乎至阴之地，不宜有火。而今见火症，岂其路通于命门，而命门之火出而烧之耶？不知带脉通于肾，而肾气通于肝。妇人忧思伤脾，又加郁怒伤肝，于是肝经之郁火内炽，下克脾土，脾土不能运化，致湿热之气蕴于带脉之间。而肝不藏血，亦渗于带脉之内，皆由脾气受伤，运化无力，湿热之气随气下陷，同血俱下，所以似血非血之形象，现于其色也。其实血与湿不能两分，世人以赤带属之心火，误矣。治法须清肝火而扶脾气，则庶几可愈。方用清肝止淋汤。

此方但主补肝之血，全不利脾之湿者，以赤带之为病，火重而湿轻也。夫火之所以旺者，由于血之衰，补血即足以制火。且水与血合而成赤带之症，竟不能辨其是湿非湿，则湿亦尽化而为血矣。所以治血则湿亦除，又何必利湿之多事哉！此方之妙，妙在纯于治血，少加清火之味，故奏功独奇。倘一利其湿，反引火下行，转难遽效矣。或问曰：先生前言助其脾土之气，今但补其肝木之血何也？不知用芍药以平肝，则肝气得舒，肝气舒自不克土，脾不受克则脾土自旺，是平肝正所以扶脾耳。又何必加人参、白术之品，以致累事哉！

清代陆懋修的《文十六卷》载：独有带下色赤，似血非血，淋漓不断，此则尤为平时湿热流行带脉之间，人每谓经血不止，断为血亏，罕有知其为赤带者。无他，既不知经本是水，又不知带亦是水，更不知此为带之水非经之水，故不知宜于利水，宜于逐湿清热。而收之敛之，滋且腻之，迨补涩之久，并带不行。

北宋时人们认为带下色赤是由于心气虚损，冲任损伤；到了明代，人们对赤带有了新的认识，身体气血平衡被打破，气平血少，血少生热，血不化经，遂成赤带；傅青主认为肝火内炽，下克脾土是造成赤带的原因，治以清肝火，扶脾气；陆懋修则以为带下色赤是湿热流于带脉之间。总之，赤带与肝火、脾湿关系密切。

临床应用：

清肝止淋汤不仅可以治疗赤带，还可用于崩漏、经期延长、产后恶露不绝等。

1. 湿热型崩漏

张某，女，21岁，未婚。2013年2月8日初诊。主诉：阴道不规则出血3个月，加重20天。半年来，月经紊乱无期、量少、淋沥不尽或量多势急，虽经多方治疗，疗效不佳。2013年1月19日开始，经量偏多，3天后，到某院妇产科检查，诊断为功能性子宫出血。经中西药治疗效果不佳，仍淋沥不断，故来就诊。症见：面色萎黄，阴道出血淋漓不尽，血色鲜红，质稍稠，有血块；伴腰膝酸软，平时带下量多，色黄，小腹时痛，神疲乏力，胸闷烦躁，纳呆腹胀。舌质红、苔黄腻，脉滑数。诊断为崩漏病。证属湿热型。治拟清利湿热、固冲止血。清肝止淋汤加减：丹皮12g，黄柏、香附各10g，怀牛膝、生地、小蓟各15g，黑小豆、米仁各30g，炒白芍、旱莲草、仙鹤草各20g，三七粉（冲服）6g，生麦芽40g。7剂，每日1剂，水煎，分3次口服。2月15日二诊：服上药后血止，守上方减小蓟，续服14剂后痊愈。随访3个月未复发。（张帆. 清肝止淋汤加减治疗湿热型崩漏62例[J]. 浙江中医杂志，2014，49（12）：881.）

2. 肝经湿热型经期延长

2014年10月29日（初诊），曾某，女，32岁，已婚育（1996年剖腹产一孩），广东人。主诉：经行10余天干净。平素月经 28 ~ 33 天，经行 9 ~ 12 天，血量中等，第 1 ~ 4 天少量黑褐色出血，后量增多，夹少许血块，经行第 1 ~ 2 天下腹坠胀疼痛，经前一周及经期乳房胀痛。LMP：2014 年 9 月 27 日，10 天干净。刻见：乳房胀痛，口苦无口干，纳一般，舌暗红，苔黄厚腻，脉弦滑。诊断为经期延长，证属肝经湿热型。处方：当归 15g，白芍 15g，益母草 15g，炒黄柏 10g，酒川牛膝 10g，生地黄 10g，香附 10g，牡丹皮 10g，红枣 10g，苍术 10g，炒薏苡仁 30g，刘寄奴 10g，阿胶（烊化）5g。嘱每剂以 10 粒黑豆入药，共 5 剂，水煎服。嘱患者经期继续服药直至服尽 5 剂以待月经干净后复诊。2014 年 11 月 12 日（二诊）：服药后于 10 月 30 日月经来潮，经行 7 天，月经量中等，经期腹痛有所减轻，余诸证皆改善。（何才燕，冉青珍. 冉青珍主任医师清肝止淋汤治疗妇科出血性疾病验案举隅 [J]. 光明中医，2017，32（24）：3542-3543.）

3. 肝经湿热型产后恶露不绝

2014 年 9 月 2 日（初诊），范某，女，31 岁，已婚育（2014 年 6 月份顺产一孩），广东人。主诉：顺产后 2 月恶露未干净。现哺乳期。诉顺产后恶露未净，断断续续，2 周前自感血量增多如经量，后血净 5 天，昨日又出现少量阴道出血，暗红色，需用卫生巾。消毒下妇检：外阴已婚型，阴道见少量血污，宫颈口闭合，宫颈中度炎症，子宫前位，宫体增大如孕 40 天，质软，活动可，无压痛，双侧附件未及增厚、包块、压痛。查尿妊娠试验阴性。刻见：阴道少量褐色出血，心烦易怒，腰酸，口干，纳一般，大便干，小便黄，舌红，苔黄，脉弦细。诊断为恶露不绝，证属肝经湿热型。处方：当归15g，酒白芍15g，阿胶（烊化）10g，生地黄10g，红枣10g，香附10g，牡丹皮10g，酒川牛膝10g，金樱子10g，茜草10g，炒黄柏5g，五味子5g。嘱每剂以10粒黑豆入药，共3剂，水煎服。随访已治愈。（何才燕，冉青珍.冉青珍主任医师清肝止淋汤治疗妇科出血性疾病验案举隅[J].光明中医，2017，32（24）：3542-3543.）

现代药理研究：

当归能对抗肾上腺素－垂体后叶素或组织胺对子宫的兴奋作用，显著促进血红蛋白及红细胞的生成，增加冠脉血流量，还有明显的抗血栓作用，有增强机体免疫、抑制炎症后期肉芽组织增生等作用；白芍具有较好的解痉作用，有促进造血、降低血黏度、增强免疫等作用；阿胶促进造血、降低血黏度，有增强免疫、抗炎、抗肿瘤、抗休克等作用；黄柏有抑菌作用，显著抗炎性增生；生地黄能抑制大剂量甲状腺素所致的 β-肾上腺素受体兴奋，增强 M-胆碱受体-cGMP 系统功能，提高血浆 cAMP 含量水平，还可增强体液免疫和细胞免疫功能；丹皮有解热、镇静作用，丹皮总苷具有显著的抗惊厥作用；香附能降低子宫收缩力和张力，增加胆汁流量，并对肝细胞有保护作用，以及有雌激素样作用和抑制肠管收缩作用，还可以解热、镇痛、安定。总之清肝止淋汤全方可以增强造血功能与免疫功能，起到镇静安定的作用。

临证参考：

1. 赤带在临床上以更年期及育龄期妇女多见，更年期妇女一般是老年性阴道炎所致，育龄期妇女则多由上节育环和生殖系统炎症引起。根据其症候表现，常辨证有肝经郁热、湿热蕴结、阴虚血热等；还要注意与经间期（排卵期）出血、漏下少量淋漓出血相鉴别，需详细检查以排除子宫颈或子宫内膜的病变，特别是恶性病变。

2. 赤带色红较甚者，加黑芥穗、牡蛎；赤带白多红少者，加山药、白术；气虚脉弱者，加党参、菟丝子；肝郁气滞者，可加柴胡、佛手；肝郁化热者，可加黄芩、茵陈；原方可加龙骨、牡蛎、茜草加强固精止带之功。

六、固本止崩汤

来源：《傅青主女科·血崩·血崩昏暗六》

组成：大熟地（一两，九蒸）　白术（一两，土炒焦）黄芪（三钱，生用）　当归（五钱，酒洗）　黑姜（二钱）人参（三钱）

用法：水煎服。

功用：补气摄血，固冲止崩。

主治：气阴两虚，冲任不固之崩漏（妇人有一时血崩，两目黑暗，昏晕在地，不省人事者）。

效果：一剂崩止，十剂不再发。

治法：补阴之中行止崩之法。

歌括：妇人血崩一时临，不省人事甚昏沉。

只因虚火盛动血，止崩切勿忘滋阴。

固本止崩宜补阴，熟地白芍当归参。

黄芪黑姜同煎服，不用止涩功亦深。

方解：方中重用熟地黄滋阴养血、益精填髓，白术健脾益气而资血之源，二者都用一两，为君药；黄芪、人参共为臣药，补益脾胃，补气升阳摄血；当归为佐药，补血活血；黑姜为使，一可引血归经，使补中有收，二者色黑入肾，有补肾止血之效，三者为舟楫，载药下行，使药力停留于下部胞宫而达到止血的目的。诸药合用，滋阴补血以治本，补中有收以治标，标本兼治，气血兼顾，共奏滋阴益气养血、收敛止血之功。

医论：

有关崩漏的记述最早出现在《素问·阴阳别论》中：阴虚阳搏谓之崩。

隋巢元方在他的著作《诸病源候论·卷三十八》中写道：漏下之病，由劳伤血气，冲任之脉虚损故也……冲任之脉虚损，不能约制其经血，故血非时而下。认为崩漏是因为冲任虚损，不能制约经血，以致经血非时而下。

南宋陈素庵的《陈素庵妇科补解·血崩方论》载：血崩症，虽有内伤、外感，总以《内经》"阴虚阳搏"为主……所谓阴虚者，肾水衰也；阳搏者，心火亢也。水亏火旺，水不能制火，心火独亢，迫血下行，而致暴崩也。陈素庵遵《内经》阴虚阳搏之旨，进一步解释阴虚阳搏即水亏火旺，肾水不能制约心火导致心火偏亢，热迫血行，暴崩而下。

金末元初李东垣的《东垣十书·兰室秘藏》载：脾胃有亏，下陷于肾，与相火相合，湿热下迫，经漏不止，其色紫黑，如夏月腐肉之臭。他认为崩漏责之于脾胃中气不足，肾阴亏损，并且李东垣认为脾胃在人体生命活动中有十分重要的地位。

元朱丹溪《丹溪心法·崩漏》：夫妇人崩中者，由脏腑伤损，冲任二脉，血气俱虚故也。二脉为经脉之海，血气之行，外循经络，内荣脏腑。若气血调适，经下依时。若劳动过极，脏腑俱伤，冲任之气虚，不能制约其经血，故忽然而下，谓之崩中暴下。治宜大补气血之药，举养脾胃，微加镇坠心火之药，治其心，补阴泻阳，经自止矣。朱丹溪赞同巢元方的理论，认为是冲任气血俱虚导致崩漏，治疗应从大补气血，调理脾胃，降心火入手。

明代薛己《薛氏医案·女科撮要·经漏不止》：其为患因脾胃虚损，不能摄血归原；或因肝经有火，血得热而下行；或因肝经有风，血得风而妄行；或因怒动肝火，血热而沸腾；或因脾经郁结，血伤而不归经；或因悲哀太过，胞络伤而下崩。明代温补派医家薛己认为崩漏原因有六，分别是脾胃受损，肝经火热，肝经风热，怒动肝火，脾经郁结，悲哀太过。

明代万密斋《万氏妇人科·崩漏》：妇人崩中之病，皆因中气虚，不能收敛其血，加以积热在里，迫血妄行，故令经血暴下而成崩中。崩久不止，遂成漏下……治有三法，初止血，次清热，后补其虚，未有不痊者也。万密斋则坚持妇人崩中皆因中气虚，郁热在里，治疗分止血、清热、补虚，依次渐进。

明代张景岳《景岳全书·妇人规》：崩漏不止，经乱之甚者也。盖乱则或前或后，漏则不时妄行，由漏而淋，由淋而崩，总因血病，而但以其微甚耳。

崩淋之病，有暴崩者，有久崩者。暴崩者，其来骤，其治亦易；久崩者，其患深，其治亦难。且凡血因崩去，势必渐少，少而不止，病则为淋。此等证候，未有不由忧思郁怒，先损脾胃，次及冲任而然者。崩淋既久，真阴日亏，多致寒热咳嗽，脉见弦数或豁大等证。此乃元气亏损，阴虚假热之脉，尤当用参、地、归、术甘温之属，以峻培本源，庶可望生。

若素多忧郁不调之患，而见此过期阻隔，便有崩决之兆。若隔之浅者，其崩尚轻，隔之久者，其崩必甚，此因隔而崩者也。当预服四物、八珍之类以调之，否则恐其郁久而决，则为患滋大也。张景岳认为崩漏有暴崩和久崩之分，治疗也有参地归术和四物八珍之别。

清萧赓六认为崩漏的原因是七情过极，五志亢甚，其著《女科经纶》中有"血属阴，静则循经荣内，动则错经妄行。故七情过极，则五志亢甚，经血暴下，久而不止，谓之崩中"之说。

《傅青主女科》：妇人有一时血崩，两目黑暗，昏晕在地，不省人事者。人莫不谓火盛动血也，然此火非实火，乃虚火耳。世人一见血崩，往往用止涩之品，虽亦能取效于一时，但不用补阴之药，则虚火易于冲击，恐随止随发，以致经年累月不能痊愈者有之。是止崩之药，不可独用，必须于补阴之中行止崩之法。方用固本止崩汤。

倘畏药味之重而减半，则力薄而不能止。方妙在全不去止血而惟补血，又不止补血而更补气，非惟补气而更补火。盖血崩而至于黑暗昏晕，则血已尽去，仅存一线之气，以为护持。

若不急补其气以生血，而先补其血而遗气，则有形之血恐不能遽生，而无形之气必且至尽散，此所以不先补血而先补气也。然单补气则血又不易生，单补血而不补火则血又必凝滞，而不能随气而速生。况黑姜引血归经，是补中又有收敛之妙，所以同补气补血之药并用之耳。

清代沈金鳌总结了崩漏的六大病因：火热、虚寒、劳伤、气陷、血瘀、虚弱，见于《妇科玉尺》。崩漏，究其源，则有六大端：一由火热，二由虚寒，三由劳伤，四由气陷，五由血瘀，六由虚弱。

清代吴谦负责编修的《医宗金鉴·妇科心法要诀》中写道：妇人经行之后，淋沥不止，名曰经漏；经血忽然大下不止，名为经崩。若其色紫黑成块，腹胁胀痛者，属热瘀；若日久不止，及去血过多而无块痛者，多系损伤冲、任二经所致。更有忧思伤脾，脾虚不能摄血者；有中气下陷不能固血者；有暴怒伤肝，肝不藏血而血妄行者。临证之时，须详审其因，而细细辨之。虚者补之，瘀者消之，热者清之。治之得法，自无不愈。吴谦详述了崩、漏之别，病因有热瘀内结、冲任损伤、忧思伤脾、中气下陷、暴怒伤肝等，临证时需要详细鉴别，对症治疗。

临床应用：

临床用固本止崩汤治疗崩漏、功能失调性子宫出血、癥瘕等病。

1. 脾虚型崩漏

李某，女，47岁，陕西咸阳人，以"阴道出血淋漓不尽1

月余"为主诉，于 2018 年 3 月 26 日初诊。患者既往月经规律，周期 28 ~ 30 天，经期 4 ~ 6 天。末次月经为 2018 年 2 月 25 日，本次月经初期色红，量适中，后期色淡质稀，月经淋漓不尽至今，偶有血块，无腹痛，时有腰酸困，神疲乏力，舌淡，苔白腻，脉细弱。饮食可，夜休可，二便正常。B 超示：子宫肌瘤，宫颈多发纳氏囊双侧卵巢多个卵泡暗区。中医诊断为崩漏（脾虚型），治以益气摄血，固冲止崩为主，方以固本止崩汤加减治疗。熟地黄 10g，人参 6g，黄芪 60g，炒白术 10g，炮姜 10g，阿胶 6g（烊化），血余炭 10g，茜草炭 15g，白及 6g，醋五味子10g，盐菟丝子 10g，盐补骨脂 10g，焦蒲黄炭 15g（包煎），甘草 6g。服用 6 剂，嘱患者忌食辛辣刺激性食物，忌碰凉水。

2018 年 4 月 10 日再次就诊，阴道出血停止，并见神疲乏力感减轻，偶有睡眠多梦，上方稍作调整，党参 15g，黄芪 60g，炒白术 15g，熟地黄 15g，升麻 12g，北柴胡 12g，炒山药 15g，盐补骨脂 15g，盐菟丝子 15g，续断 15g，炒白芍 12g，川芎10g，阿胶 19g（烊化），龙眼肉 10g，干姜 10g，炙甘草 6g。服用 6 剂。

2018 年 4 月 24 日再次就诊，患者月经来潮，量少，色红，有少量血块，无腹痛，腰酸困，未见其余明显不适症状，上方稍作调整，党参 15g，黄芪 60g，炒白术 15g，熟地黄 15g，炮姜10g，益母草炭 15g，炒枳壳 12g，焦蒲黄 15g（包煎），仙鹤草15g，茜草炭 12g，海螵蛸 15g（先煎），煅龙骨 15g（先煎），煅牡蛎 15g（先煎），醋五味子 12g，炒芡实 12g，升麻 12g，北柴胡 12g，炒山药 15g，续断 15g，炙甘草 6g。于月经期第 4 天开始口服中药汤剂，用以益气止血，温肾健脾。后继续服用 2 个疗程后，随访半年，未再出现月经淋漓不尽等症状。（刘露.固本止崩汤加减治疗更年期崩漏 60 例 [J].实用妇科内分泌电子杂志，2019，6（09）：173+176.）

2. 气血两虚型功能失调性子宫出血

谭某，女，39 岁，住址：长沙市左家塘。初诊：2015 年 5 月 18 日。主诉：反复阴道不规则流血 10 余年，加重 1 月。曾于各大医院就诊，遍访群医乏效，曾诊断为 DUB，输液服药无算，药石无灵，仍反复旬月来出血不止，体亏乏力，难以自已，故前来就诊。现病史：患者于 10 余年前生产后，护理不当，致产后阴道下血不止，10 余年间，月经周期紊乱，三不五时便下血不止，淋漓不净，持续十余日方暂缓，每次月经量多，颜色淡红，质稀无血块，持续不断，兼有气短乏力，面色㿠白，食欲尚可，大小便正常，舌淡，脉弱。西医诊断：DUB。中医诊断：崩漏。辨证为：气不摄血，气血两亏，冲任不固。治拟补气摄血，固冲止崩。处以固本止崩汤加减：西洋参 15g，黄芪 30g，熟地黄 30g，白芍 10g，白术 10g，山药 15g，升麻 3g，仙鹤草 10g，酸枣仁 15g，五味子 5g，姜炭 10g，甘草 3g。7 剂，每天 1 剂，以水浸泡 30min 后煎煮 2 次，兑和，分 2 次服。

2015 年 6 月 8 日复诊。患者诉服上药后，诸症皆明显好转，下血已止，持续时间恢复正常，月经量可，唯语多则感气息不足，稍感乏力，余无不适，舌淡苔薄白，脉弱。上方已效，调整善后，仍固本止崩汤加减，药用：当归10g，白芍10g，熟地黄30g，川芎5g，白术15g，山药15g，黄芪15g，茯苓10g，香附10g，西洋参10g，姜炭10g，甘草3g。7剂继服，随访至今未见复发。（霍铁文，黄政德.黄政德教授运用固本止崩汤辨治无排卵性功能失调性子宫出血验案[J].湖南中医药大学学报，2015，35（12）：68-70+76.）

3. 气滞血瘀型癥瘕

患者黄某，女，40岁，2016年9月26日于我院附属医院妇科门诊就医。主诉：月经10余日不净1月。现病史：患者自诉1月前来月经，经期10余日不尽，持续近1月。经量少，伴有腰痛，无腹痛，胸胁部微有胀闷感，时感烦躁；形体消瘦，语声偏低；二便正常，纳眠差；舌暗红，苔薄白，脉弦细，既往月经正常。已婚，孕3产1人工流产2。体查：Pv：外阴已婚式，阴道畅，分泌物不多，淡红血性，宫颈光滑，见小息肉组织，子宫后位，小，无压痛，质中，双附件无压痛。中医诊断：癥瘕。证型：气滞血瘀，药用固本止崩汤加减：党参15g、黄芪30g、白术10g、生地黄20g、荆芥穗炭15g、炒酸枣仁10g、醋艾叶10g、地榆炭15g、牡丹皮10g、墨旱莲10g、盐女贞子10g、醋北柴胡10g，共3剂，每日1剂。随访：3天后复诊，诉月经量有所减少，腰痛有所缓解，效不更方，继续服4剂。再次复诊诉基本停止出血，余症状消失，嘱患者注意饮食起居，注意保暖以避风寒，调畅情志，保持身心愉悦，并在月经干净后择期切除息肉。（关颖欣，陈嘉琪.固本止崩汤治疗癥瘕验案一则 [J]. 亚太传统医药，2017，13（08）：95.）

现代药理研究：

白术提取物——白术内酯 I 具有抗炎、抗肿瘤、促凋亡等作用，能诱导分泌 IL-6、VEGF、Survivin。《神农本草经》中提及白术有疗死肌的功效，正是在于白术中此成分减少了 DUB 患者子宫内膜微血管和不良结构的形成，"祛死肌生新肉"，促进了子宫内膜的修复，使得不良增生的子宫内膜发生逆转，达到良好的止血复旧的目的。黄芪通过增加体液免疫、细胞免疫功能及抗应激作用，兴奋子宫，以使子宫平滑肌间歇式强制收缩、压迫子宫，促进造成子宫出血的子宫内膜剥脱而达止血目的。黄芪、熟地黄具有止血功能，对血管内皮细胞起一定保护作用；人参、白术可提高机体免疫力，对内分泌系统具有保护作用，且白术醇提取物对子宫平滑肌有抑制作用；当归具有促进造血系统功能作用，其有效成分对子宫具有兴奋及抑制的双向调节作用。因此固本止崩汤具有促进子宫内膜修复，增强免疫的作用。（霍铁文，黄政德.黄政德教授运用固本止崩汤辨治无排卵性功能失调性子宫出血验案 [J]. 湖南中医药大学学报，2015，35（12）：68-70+76.）

临证参考：

1. 固本止崩汤全方以健脾益胃、补肝益肾、止血调经为组方原则，故其益气摄血乃是侧重补脾气，脾气健旺，摄血归经，崩漏自愈。当体内阴液严重亏损，甚至产生虚火时，除了出血不止，还会有口干咽燥、潮热、盗汗、五心烦热、舌红、少苔、脉细数等症状。如果在治疗时只注重补气补血，而不清除虚热，反而用补阳药来补气，则会使虚热更加严重。

2. 本方可去姜炭，加三七、黑芥穗止血归经；加重人参、黄芪之量以固气摄血；加枸杞、菊花养肝明目；出血量多，心悸怔忡，心脾两伤者，加归脾汤补益心脾，并加龙骨、牡蛎固摄止血；血瘀者，加三七、蒲黄；血热者，加生地、丹皮；五心烦热者，加龟板、鳖甲；阳虚者，加鹿角霜；久漏不止者，加赤石脂、煅龙骨、煅牡蛎；肝郁、乳房胀痛者，加香附、柴胡；腰酸痛者，加杜仲、菟丝子。

七、固气汤

来源：《傅青主女科·血崩·少妇血崩八》

组成：人参（一两）　白术（五钱，土炒）　大熟地（五钱，九蒸）　当归（三钱，酒洗）　白茯苓（二钱）　甘草（一钱）杜仲（三钱，炒黑）　山萸肉（二钱，蒸）　远志（一钱，去心）五味子（十粒，炒）

用法：水煎服。

功用：补气养血，益肾安胎。

主治：少妇早孕行房不慎而血崩（有少妇甫娠三月，即便血崩，而胎亦随堕）。

效果：一剂而血止，连服十剂痊愈。

治法：以补气为主，而少佐以补血之品。

歌括：妊娠三月发血崩，多因行房不慎重。

投方宜用固气汤，止血寓于补气中。

固气汤中参术苓，熟地当归炒杜仲。

甘草远志五味子，再加萸肉可止崩。

方解：本方由八珍汤加减化裁而成，因病属气虚不能摄血，故去川芎、白芍，防其伐气；加杜仲温补肾阳，山萸肉补肝肾而养冲任，远志宁心安神、五味子滋肾养阴，二药同用，可使心肾相交、水火既济。诸药合用，共奏益气、补血、填精，以固冲任之效。

医论：

《傅青主女科》：有少妇甫娠三月，即便血崩，而胎亦随堕，人以为挫闪受伤而致，谁知是行房不慎之过哉。夫少妇行房，亦事之常耳，何使血崩？盖因元气衰弱，事难两愿，一经行房泄精，则妊娠无所依养，遂致崩而且堕。凡妇人之气衰，即不耐久战，若贪欢久战，则必泄精太甚，气每不能摄夫血矣。况气弱而又娠，再加以久战，内外之气皆动，而血又何能固哉！其崩而堕也，亦无怪其然也。治法自当以补气为主，而少佐以补血之品，斯为得之。方用固气汤。

此方固气而兼补血。已去之血，可以速生，将脱之血，可以尽摄。凡气虚而崩漏者，此方最可通治，非仅治小产之崩。其最妙者，不去止血，而止血之味，含于补气之中也。

临床应用：

固气汤可用于血崩、功能性子宫出血及先兆流产等疾病的治疗。

1. 肾气虚弱型血崩

患者翟某，女，23岁，未婚，2013年9月23日来诊。患者自14岁初潮起即每日点滴不净，无月经规律，服药只可暂止，停药即复；气短乏力，腰痛。舌淡苔薄白，脉细弱。证属肾气虚弱，法当补肾调经，益气养元。处方：巴戟天 10g，杜仲 10g，菟丝子 10g，补骨脂 6g，熟地黄 15g，山萸肉 6g，黄芪 15g，党参 15g，白术 10g，五味子 2g，炮姜 5g。水煎服，5 剂。二诊：服药 2 剂后经血即止，诸症好转。续调理两月余，已有正常经期，随访至今未复。（固气汤加减治血崩 [N]. 中国中医药报，2015-03-23（005）.）

2. 气血两虚型功能性子宫出血

患者，18 岁，未婚。每月经期衍后，40~50d 一行，经行量多，经期 10d 以上，历时两载。经多家医院检查按"功血"治疗反复多次未愈，于 2006 年 6 月就医于我处。刻诊：经行已经 15d，仍量多色淡，质稀薄，无血块。患者面色萎黄，面目虚浮，心悸气短，倦怠乏力，纳谷不香，便溏溲清，舌淡红、苔薄白，脉沉细无力。辨证为气血两虚，予健脾益气、引血归经法，固气汤加减：党参 30g，焦白术 15g，熟地黄 15g，当归 10g，茯苓 6g，杜仲炭 9g，山茱萸 30g，远志 10g，五味子 10g，黑芥穗 10g，菟丝子 30g，甘草 3g。服药 3 剂经量减少，再进 3 剂，精神转佳，月经仍未尽。前方加仙鹤草 30g、海螵蛸 30g，继服 3 剂血止，以归脾丸善后，随访至今未复发。（胡小芳 . 功血辨治 [J]. 山东中医杂志，2007（08）：573-574.）

3. 先兆流产

患者，女，20 岁，2009 年 12 月 20 日初诊。患者阴道不规则出血，色红，量少，伴有腰部酸困，小腹下坠，有时疼痛。

经我院 B 超检查示：子宫增大，大小与孕周相符，孕囊存在，可见胎心搏动，宫腔内有少量积液。患者精神紧张，小便调，大便因小腹下坠总有便意，但解之不下，睡眠差，因早孕恶心，纳食不香，舌红苔白，脉细滑。方用固气汤加味。处方：西洋参 10g，白术 15g，茯苓 10g，当归 15g，杜仲炭 15g，远志 10g，山茱萸 30g，五味子 9g，血余炭（包）10g，三七粉（冲）6g，荆芥炭 9g，续断 15g，狗脊 15g，甘草 3g。投上方 2 剂，嘱精神放松，卧床休息。服完药前来再诊。

次日复诊：诉血已止，大约有 4 小时未见血，小腹下坠疼痛消除，仍觉腰部酸困。余继续投上方 2 剂，另外 3 剂去血余炭、三七、荆芥炭以固疗效。患者妊娠 11 周来我院 B 超复查：子宫增大，探及孕囊，可见胎心搏动，宫腔内已无积液。后随访未有不适，足月分娩一男婴。（蔡丽丽，王婧，傅博 . 固气汤加味治疗先兆流产 60 例 [J]. 中国中医药咨询，2010，29（2）：100.）

现代药理研究：

人参皂苷及注射液具有抗休克作用，能增强消化、吸收功能，能促进造血功能，增强免疫功能；白术具有促进营养物质吸收、调节胃肠道功能的作用，还能增强细胞免疫功能，抑制子宫平滑肌收缩；熟地能促进红细胞的恢复，能促进肾上腺皮质激素的合成，增强免疫功能，有促进血凝和强心的作用；当归能显著促进血红蛋白及红细胞的生成，有明显的抗血栓作用；扩张冠脉，增加冠脉血流量，对心肌缺血有明显保护作用；杜仲有明显的镇静及镇痛作用；山茱萸对非特异性免疫功能有增强作用，且有抗氧化作用，能强心、升压，抑制血小板聚集，抗血栓；远志有镇静、催眠及抗惊厥作用；五味子有抗氧化、抗衰老、增强免疫、降低心肌收缩力等作用。诸药共同发挥促进造血，增强免疫的作用。

临证参考：

1. 固气汤主要治疗少妇元气衰弱、肾精亏损、房事不节、冲任不固之血崩。对虚证患者较为适宜，虚热、痰饮、瘀血停滞者应谨慎服用。少妇在妊娠期间，为防止出血及堕胎，一定要节制房事。

2. 腰部酸痛者，加杜仲、续断、菟丝子、巴戟天；心悸气短者，加黄芪、茯苓；食欲不振者，加鸡内金、麦芽；虚寒者，加艾叶、炮姜。

八、引精止血汤

来源：《傅青主女科·血崩·交感血出九》

组成：人参（五钱）　白术（一两，土炒）　茯苓（三钱，去皮）　熟地（一两，九蒸）　山萸肉（五钱，蒸）　黑姜（一钱）　黄柏（五分）　芥穗（三钱）　车前子（三钱，酒炒）

用法：水煎服。

功用：益气健脾，补肾止血。

主治：脾肾虚损之交感出血（妇人有一交合则流血不止者）。

效果：连服四剂愈，十剂不再发。

治法：通其胞胎之气，引旧日之集精外出，而益之以补气补精之药。

歌括：妇人交合宫血流，恐有血枯精闭忧。

治法须通胞胎气，补精益气病可瘳。

引精止血熟地黄，参术茯苓萸肉姜。

黄柏荆芥车前子，服药还须慎帏房。

方解：此方用参、术以补气，用地、萸以补精，精气既旺，则血管流通。山茱萸为收涩药，味酸、涩，性微温，具有补益肝肾、涩精固脱、收敛止汗、止带止崩之效，熟地擅于益肾填

髓，山茱萸偏于固摄肾精，两药合用，补涩结合，既补阴助阳
又可藏精气，为补肝益肾、涩精固脱之要药。加入茯苓、车前
以利水与窍，水利则血管亦利，又加黄柏为引，直入血管之中，
而引凤精于血管之外。芥穗引败血出于血管之内，黑姜以止血
管之口，芥穗协黑姜以化浊引瘀、宁络止血、使败血有所出、
新血有所生。

医论：

《傅青主女科》中对交感出血的论述：妇人有一交合则流
血不止者，虽不至于血崩之甚，而终年累月不得愈，未免血气
两伤，久则恐有血枯经闭之忧。此等之病，成于经水正来之时，
贪欢交合，精冲血管也。夫精冲血管，不过一时之伤，精出宜愈，
何以久而流红？不知血管最娇嫩，断不可以精伤。凡妇人受孕，
必于血管已净之时，方保无虞。倘经水正旺，彼欲涌出而精射之，
则欲出之血反退而缩入，既不能受精而成胎，势必至集精而化
血。交感之际，淫气触动其旧日之精，则两相感召，旧精欲出，
而血亦随之而出。治法须通其胞胎之气，引旧日之集精外出，
而益之以补气补精之药，则血管之伤，可以补完矣。方用引精
止血汤。

此方用参、术以补气，用地、萸以补精，精气既旺，则血
管流通。加入茯苓、车前以利水与窍，水利则血管亦利。又加
黄柏为引，直入血管之中，而引凤精出于血管之外。芥穗引败
血出于血管之内，黑姜以止血管之口。一方之中，实有调停曲

折之妙，故能祛旧病而除沉疴。然必须慎房帏三月，破者始不至重伤，而补者始不至重损，否则不过取目前之效耳。其慎之哉，宜寡欲。

清代傅山认为交感出血是成于经水正来之时，贪欢交合，精冲血管也。而后在交感的时候，淫气触动其旧日之精，则两相感召，旧精欲出而血亦随之而出。所以治疗时必须补益脾肾、补气补精，从而使血管痊愈，方用引精止血汤。

临床应用：

引精止血汤可应用于交感出血，崩漏、男子交感后尿血。

1. 交感出血

李某，女，21岁。2015年5月23日就诊。3月初因避孕失败，行人流术，术后出血5天停止，半月后行房事，阴道出血不止，淡红色，量时多时少，已1月余，经妇科检查及B超诊断均无异常，曾服多种中西药效不佳。症见：面色无华，怠倦乏力，气短、纳差，畏寒，少腹隐痛伴腰酸，舌淡胖而嫩、苔白，脉细弱。辨为：气血双亏，精冲血管。遂予引精止血汤加黄芪。药用：党参、白术、熟地各30g，山萸肉15g，茯苓、荆穗炭各9g，黑姜6g，黄柏1.5g，车前子（包煎）10g，黄芪30g。每日1剂，水煎服。5剂后阴道出血停止，况《傅青主女科》云"十剂不再发"，故以原方再服5剂，以防复发。因伴有气血两亏及瘀血凝滞之象，服加味桃红四物汤善后。6月20日随访，病愈药止，未再复发。（俞东英.《傅青主女科》验方治疗妇科病两则[J].浙江中医杂志，

2016, 51（11）：834.）

2. 崩漏

邓某，女，25 岁，2009 年 3 月 10 日初诊。自诉新婚后月经来潮，延日不止，已 1 月余，经妇科检查及 B 超诊断均无异常，曾服中西药多种效不佳，近 2d 血下暗红，时断时止，渐成崩漏之势，少腹不适伴腰酸，面色无华，舌淡红脉细弱，辨证以脾肾双亏，血不归经，立方加减四物汤：当归 15g，川芎 5g，炒白芍 10g，熟地 30g，芥穗炭 5g，山茱萸 12g，川断 6g，焦白术 15g，生黄芪 18g，升麻 6g，海螵蛸 10g，甘草 5g。水煎服，日 1 剂，服 3 剂。二诊，患者仍出血不止，精神萎顿，六脉俱虚，舌淡苔白，余思辨证用药是否有误，其婚前月经正常，无经乱崩漏病史，而婚后出血不止，定与房室不慎有关，思之再三，立方以《傅青主女科》引精止血汤：红参 15g，焦白术 30g，茯苓 9g，熟地 30g，山茱萸 15g，炮姜炭 3g，黄柏 2g，芥穗炭 9g，车前子 9g。水煎服，每日 1 剂，服 5 剂。三诊，服药出血停止，效不更方，况《傅青主女科》云："十剂不再发"，故以原方再服 5 剂，以防复发。（王金亮，侯红霞 . 应用《傅青主女科》验方治崩漏举隅 [J]. 中医药临床杂志，2009，21（05）：458.）

3. 男子交感后尿血

朱某，男，47 岁，1983 年 12 月 16 日就诊。性交后尿中带血已 2 个月，该患者平素腰膝酸软，气短乏力，于 2 月前无明显原因出现性交后，首次尿中带血。服六味地黄丸 20 余日无效，始来求治。诊见性交后尿中带血，腰膝酸软，气短乏力，遇劳更甚，舌质淡红，苔微黄，脉细数。证属气阴两虚，治宜益气滋阴，方用引精止血汤加减。处方：人参15g、白术10g、茯苓10g，熟地24g，山萸肉15g，车前子15g，山药30g，黄柏10g，杞果15g，荆芥炭15g，乌梅24g，地榆炭15g。每日1剂，水煎分2次服。3剂后全身症状减轻，仍以前方继服10剂，性交后尿中不再带血，诸症瘥，随访至今，病未复发。（靳海明.引精止血汤新用[J].实用中医内科杂志，1991（03）：43.）

现代药理研究：

人参具有降低氧化应激反应、减缓抑郁、防治老年痴呆、改善动脉粥样硬化、提高成骨细胞存活率、抑制肿瘤细胞生长等方面的药理学作用；山茱萸具有强心、升压，抑制血小板聚集，抗血栓形成的作用，并且山茱萸对非特异性免疫功能也有增强作用；熟地中熟地多糖具有增强体质、增强造血活性、抗氧化作用等多种功效；白术中白术多糖具有提高免疫力的作用，是提高免疫力的有效成分之一，而白术内酯Ⅰ是白术健脾运脾的有效成分。诸药合用，补气补精、补血止血效果良好。

临证参考：

1. 由于方中只有人参具有补益作用，整个方剂仍是以健脾利湿为主，但如果太过于健脾利湿则会损伤津液，因此不能常服或久服。

2. 手足心热者，可加女贞子、旱莲草以滋补肾阴；腰膝酸软者，可加黄精、杜仲以补益肾气；头晕目眩者，可加当归、黄芪补气养血。

3. 现代医学认为此病发病原因多由于宫颈糜烂或慢性生殖器官炎症，如子宫内膜炎及子宫黏膜下肌瘤脱出宫颈口外等。存在这些病症时，若房事不节，甚至经期交合，则易致崩漏。临床应结合现代医学检查方法，排除以上原因引起的出血。

九、平肝开郁止血汤

来源：《傅青主女科·血崩·郁结血崩十》

组成：白芍（一两，醋炒）　白术（一两，土炒）　当归（一两，酒洗）　丹皮（三钱）　三七根（三钱，研末）　生地（三钱，酒炒）　甘草（二钱）　黑芥穗（二钱）　柴胡（一钱）

用法：水煎服。

功用：平肝解郁，清热止血。

主治：肝郁血热之血崩（妇人有怀抱甚郁，口干舌渴，呕吐吞酸，而血下崩者）。

效果：一剂呕吐止，二剂干渴除，四剂血崩愈。

治法：开郁为主，辅以平肝。

歌括：郁结血崩病在肝，舌干口渴呕吞酸。

治宜平肝兼开郁，对症投药病可安。

平肝开郁止血汤，归芍术丹生地黄。

三七柴草黑芥穗，加贯众炭效更彰。

方解：方中重用白芍、当归养血柔肝以解郁，白芍平肝敛阴、养血调经，补肝阴，息肝火，使血崩止；白术健脾益气以统血；柴胡疏肝解郁，郁结解，肝急缓，肝血藏；丹皮、生地清肝之郁火，凉血止血；三七、黑芥穗止血归经，甘草调和诸药。诸药合用，共奏平肝解郁，清热止血之功。

医论：

《傅青主女科》：妇人有怀抱甚郁，口干舌渴，呕吐吞酸，而血下崩者。人皆以火治之，时而效，时而不效，其故何也？是不识为肝气之郁结也。夫肝主藏血，气结而血亦结，何以反至崩漏？盖肝之性急，气结则其急更甚，更急则血不能藏，故崩不免也。治法宜以开郁为主。若徒开其郁，而不知平肝，则肝气大开，肝火更炽，而血亦不能止矣。方用平肝开郁止血汤。

方中妙在白芍之平肝，柴胡之开郁，白术利腰脐，则血无积住之虞；荆芥通经络，则血有归还之乐。丹皮又清骨髓之热，生地复清脏腑之炎，当归、三七于补血之中以行止血之法，自然郁结散而血崩止矣。

临床应用：

平肝开郁止血汤可以治疗肝郁血热型崩漏。

1. 肝郁血热型崩漏

患者，女，32 岁，已婚，2003 年 11 月 21 日就诊。主诉：阴道不规则出血 3 月余。患者以往月经规则，近 3 月来，因家事烦恼，下岗在家而郁郁寡欢，时欲哭，善太息，时胸胁隐痛，经期前后不定，经血非时而下，量时多时少，偶有血块，色红，质稠。现症：仍有少量阴道出血，色红，有小血块，面色萎黄，夜寐不安，纳差，口干欲饮，大小便尚可，舌尖红、少苔，脉弦细数。B超已排除宫腔内器质性病变。诊断：肝郁血热型崩漏。治以平肝解郁，凉血止血。平肝开郁止血汤加减：白芍30g，柴胡9g，三七粉3g（冲），当归6g，白术12g，黑芥穗5g，丹皮10g，生地15g，贯众炭15g，郁金12g，旱莲草30g，地榆炭9g。连服7剂后血止，继以育阴解郁为主法，在原方基础上去止血药，加川楝、合欢皮、麦冬、玄参、香附巩固疗效，未再复发。（储继军，陈红霞，舒燕萍.周士源治疗崩漏经验拾隅[J].江西中医药，2005（03）：7-8.）

现代药理研究：

白芍有抗脑缺血的作用，其水煎液具有镇静、抗抑郁、抗炎调节胃肠功能，免疫功能等作用。当归能显著促进血红蛋白及红细胞的生成，当归及其阿魏酸钠有明显的抗血栓作用，可以增加冠脉血流量，保护心肌缺血。白术能促进营养物质吸收、调节胃肠道功能，增强细胞免疫，提高血浆皮质酮水平。生地黄有一定的降血糖作用，可增强体液免疫和细胞免疫功能。丹皮对多种实验性动物炎症有显著的抑制作用，有解热、镇静、抗惊厥作用，还能抑制血小板聚集，抗血栓。三七能缩短出血和凝血时间，具有抗血小板聚集及溶栓作用。另外还具有造血，扩张脑血管，增强脑血管流量，提高体液免疫功能的作用。综上，平肝开郁止血汤可以起到调节胃肠功能，抗血栓的作用。

临证参考：

1. 肝属木，主藏血，主疏泄，性喜条达而恶抑郁。若情志抑郁不舒，则最易伤肝。肝郁日久，疏泄失常，则易化火。火性炎上，煎灼津液则口干舌渴；木克脾土，胃失和降则呕吐吞酸；肝气郁结，疏泄失常，血失所藏而崩。此方由逍遥散加减变化而成。临床上要嘱咐患者保持平和的心态，忌焦虑、紧张的情绪，对疾病治疗与恢复健康有较大帮助。

2. 临床血热所致崩漏，有阴虚血热、阳盛血热、肝郁血热，或湿热等证型，需仔细辨证用药方能获效。腹痛甚者，加元胡；心悸气短者，加党参、黄芪；胸闷，善太息者，加川楝子、佛手；出血量多者，加阿胶。

十、逐瘀止血汤

来源：《傅青主女科·血崩·闪跌血崩十一》

组成：生地（一两，酒炒）　大黄（三钱）　赤芍（三钱）
丹皮（一钱）　当归尾（五钱）　枳壳（五钱，炒）　龟板（三
钱，醋炙）　桃仁（十粒，泡，炒，研）

用法：水煎服。

功用：活血化瘀止痛。

主治：跌仆闪挫外伤之血崩（妇人有升高坠落，或闪挫受伤，
以致恶血下流，有如血崩之状者）。

效果：一剂疼轻，二剂疼止，三剂血亦全止，不必再服矣。

治法：行血祛瘀，活血止疼。

歌括：坠落闪挫致血崩，面痿形枯按之痛。

瘀血作祟是病因，活血化瘀新血生。

逐瘀止血用生地，大黄赤芍粉丹皮。

归尾枳壳炙龟板，泡炒桃仁用十粒。

方解：方中酒炒生地滋阴清热、凉血止血；龟板滋阴潜阳、
活血祛瘀；丹皮清热凉血，活血化瘀；当归、桃仁、赤芍活血
化瘀止痛；大黄泻热逐瘀，推陈出新；枳壳行气，加入活血药中，

可助其行血之功，加入滋阴药中，可防滋腻之弊；大黄合枳壳助行气化滞，二药均有通腑逐瘀之效，以此通泄胞宫，排出瘀血。全方使瘀血祛而血得以归经，共奏活血化瘀、固经止血之效。

医论：

《傅青主女科》：妇人有升高坠落，或闪挫受伤，以致恶血下流，有如血崩之状者。若以崩治，非徒无益而又害之也。盖此症之状，必手按之而疼痛，久之则面色萎黄，形容枯槁，乃是瘀血作祟，并非血崩可比。倘不知解瘀而用补涩，则瘀血内攻，疼无止时，反致新血不得生，旧血无由化，死不能悟，岂不可伤哉！治法须行血以去瘀，活血以止疼，则血自止而愈矣。方用逐瘀止血汤。

此方之妙，妙于治血之中，佐以下滞之品，故逐瘀如扫，而止血如神。或疑跌闪升坠，是由外而伤内，虽不比内伤之重，而既已血崩，则内之所伤，亦不为轻，何以只治其瘀而不顾气也？殊不知跌闪升坠，非由内伤以及外伤者可比。盖本实不拔去其标病可耳。故曰：急则治其标。

临床应用：

逐瘀止血汤可以治疗崩漏、经期延长和痛经等病。

1. 血瘀型崩漏

乔某，43岁，工人，初诊：2017年9月25日。因"月经紊乱2+年，阴道不规则出血1+月"至本院门诊就诊。末次月经：2017年8月，阴道出血至今未止。症见：阴道出血量较多，色鲜红，半天浸透 3 ~ 4 张日用卫生巾，夹血块，小腹隐痛，偶腰酸，精神欠佳，易疲倦，面色苍白，唇甲淡白，睑结膜苍白，手足心热伴汗出，舌淡、苔薄白，脉滑数。辅助检查：2017 年 9 月 25 日血常规：RBC：$2.6 \times 10^{12}/L \downarrow$，Hb：$70.4g/L \uparrow$。2017 年 9 月 14 日肿瘤标志物：未见异常。2017 年 9 月 13 日经腹部彩超：子宫内膜 0.55cm（单层）。中医诊断：崩漏（血瘀证），西医：无排卵型异常子宫出血、继发贫血。治法：逐瘀止崩。方剂：逐瘀止血汤加减，药用：生蒲黄（包煎）10g，炒五灵脂（包煎）10g，制没药 5g，龙血竭 5g，熟大黄 5g，炮姜 15g，三棱 10g，莪术 10g，酒地黄 10g，丹皮 10g，龟板 10g，枳壳 10g，生三七粉（冲服）6g。4 剂，每日 2 剂。每 2h 服用 1 次。多糖铁复合物胶囊 1 片，1 次 / 天。服 1 剂后阴道出血量增多，血块减少，服 2 剂后阴道出血量渐少，服完 4 剂后血止，续予固本调冲治疗。（王学梅，谢萍 . 逐瘀止血汤加减治疗崩漏 60 例疗效观察 [J]. 辽宁中医杂志，2019，46（10）：2095–2098.）

2. 瘀热互结型经期延长

陈某，女，32 岁，文员，已婚，2005 年 1 月 7 日初诊。自述 13 岁月经初潮，周期 28 天左右，经期 5 天，一直未出现异常。3 年前上环后月经量增多、经期延长，行取环术，术后月经量基本正常，但经期仍延长 10 多天才干净，量中，色鲜红，血块（+）；平素纳寐正常，二便调。就诊时正值月经来潮第一天，量中，色鲜红，伴有血块，小腹微胀，无腰酸腰痛，无头晕心悸等，舌边尖红，苔薄白，脉弦。诊断为月经不调，经期延长。证属瘀热互结。治宜活血化瘀，清热调经。予逐瘀止血汤加减治疗，处方：生地30g、大黄9g、赤芍9g、丹皮3g、归尾10g、枳壳15g、桃仁9g、龟板15g、茜草根15g、田七末6g（冲服）、香附15g、川楝子12g，每日1剂，水煎服，服至月经第4天停药。自诉服药后第2～3天月经量增多，排出黑色瘀血块后，月经量和血块逐渐减少；第5天月经基本干净。嘱其下次月经第一天继续服上药治疗，连服4天。坚持服药2个月经周期后，月经转正常，月经5天左右干净。停药后随访3个月未见复发。（冯蓓.逐瘀止血汤加减治疗经期延长35例[J].四川中医，2006（03）：77.）

3. 气血不和，瘀血阻滞型痛经

李某，女，28岁，已婚，初诊2018年12月19日。自生完二胎后即出现痛经，至今已半年余。刻下症见：月经第2天，小腹疼痛拒按伴月经量少不畅，经色黯有血块，腰困，夜间手心热，舌色黯有瘀点，苔白，脉弦涩。辨证为气血不和，瘀血阻滞。治以活血化瘀，处方逐瘀止血汤加减。具体方药：熟地30g、生地20g、当归15g、丹皮10g、赤芍10g、枳壳10g、桃仁10g、酒大黄10g、龟板10g（先煎）。4剂，水煎400ml，分早晚2次空腹温服。

二诊2019年1月12日，自诉服上药后排出大量血块后腹痛消失，目前无明显不适，因惧怕本次可能会痛经，特来就诊，舌黯有瘀点苔白，脉弦。辨证为瘀血阻滞，治以活血化瘀。处方逐瘀止血汤加减，具体方药：熟地 12g、当归 12g、丹皮 9g、赤芍 9g、枳壳 9g、桃仁 9g、酒大黄 9g、益母草 30g。3 剂，水煎 400ml，分早晚 2 次空腹温服。1 个月后随访，患者自诉服上药后，2019 年 1 月 18 日经至，无痛经发生。（陈英，王华杰. 逐瘀止血汤加减治疗月经病验案举隅 [J]. 世界最新医学信息文摘，2019，19（72）：242–243.）

现代药理研究：

逐瘀止血汤加减治疗血瘀型崩漏患者出血期，止血时间均值为 5.97d，止血疗效肯定，能明显改善中医证候。西医学性激素止血，要求治疗 8h 见效，24 ~ 48h 内出血基本停止，性激素和中药相比，虽然止血作用显著，但其疗效难以巩固，且有一定的不良反应。（王学梅，谢萍. 逐瘀止血汤加减治疗崩漏 60 例疗效观察 [J]. 辽宁中医杂志，2019，46（10）：2095–2098.）

当归、白芍养血活血，现代药理学研究显示，该组药物具有植物性雌激素样作用；生地、龟板滋补肝肾；大黄、丹皮、桃仁祛瘀调经；枳壳行气散结。排卵即是一个动态的过程，因此在滋补肝肾，活血祛瘀的基础上加入行气之品，以促重阴顺利转阳，保证了动态的生理反应。全方可起到止血，改善宫腔微环境及促排卵的作用。（顾仁艳，张秋梅，宋占营. 逐瘀止血汤加减治疗排卵期出血 43 例 [J]. 辽宁中医杂志，2015，42（04）：754–755.）

临证参考：

1. 傅氏在闪跌血崩中明确指出，因碰撞或闪跌而引起的阴道出血，不属于现代所指的崩漏范畴，因此在病机与治法上也与一般崩漏不同。外伤闪跌，损及血络，导致脉络之血外溢成瘀血，当活血祛瘀。临证遇此类患者，还应做详细的妇科检查以明确是否有生殖道及子宫的创伤。

2. 综观全方，蕴桃核承气汤、桃红四物汤、大承气汤、大补阴丸于其中，功效以化瘀止血为主，兼以滋阴清热为辅。活血化瘀之法容易损伤人体正气，因而此方不宜久服。痛甚者，加元胡；面色萎黄者，加白术、党参；舌质紫黯者，加郁金、益母草。

十一、清海丸

来源：《傅青主女科·血崩·血海太热血崩十二》

组成：大熟地（一斤，九蒸）　山萸（十两，蒸）　山药（十两，炒）　丹皮（十两）　北五味（二两，炒）　麦冬肉（十两）白术（一斤，土炒）　白芍（一斤，酒炒）　龙骨（二两）地骨皮（十两）　干桑叶（一斤）　元参（一斤）　沙参（十两）　石斛（十两）

用法：上十四味，各为细末，合一处，炼蜜丸桐子大。早晚每服五钱，白滚水送下。

功用：补益肝肾，滋阴降火。

主治：阴虚血热之血崩（妇人有每行人道，经水即来，一如血崩）。

效果：半载痊愈。

治法：滋阴降火，清血海而和子宫。

歌括：血海太热致血崩，君相二火翕然动。

肝不能藏脾难摄，滋阴降火法最灵。

麦味熟地清海丸，山萸山药术芍丹。

龙骨地骨干桑叶，元参沙参石斛团。

方解： 方中熟地、山萸肉、山药补益肝肾之阴；沙参、麦冬、石斛养阴清热生津；干桑叶、玄参、地骨皮、牡丹皮清热凉血，滋阴降火；白术健脾益气，以助气血生化之源；五味子滋肾，生津，敛汗；龙骨镇惊安神，敛汗。诸药合用具有清、养、降、润之功，血得热则沸，得寒则凝，首以清立法者，乃热清后血海自得安宁也。

医论：

《傅青主女科》：妇人有每行人道，经水即来，一如血崩。人以为胞胎有伤，触之以动其血也。谁知是子宫血海因太热而不固乎。夫子宫即在胞胎之下，而血海又在胞胎之上。血海者，冲脉也。冲脉太寒而血即亏，冲脉太热而血即沸。血崩之为病，正冲脉之太热也。然既由冲脉之热，则应常崩而无有止时，何以行人道而始来，果与肝木无恙耶？夫脾健则能摄血，肝平则能藏血。人未入房之时，君相二火寂然不动，虽冲脉独热，而血亦不至外驰。及有人道之感，则子宫大开，君相火动，以热招热，同气相求，翕然齐动，以鼓其精房，血海泛滥，有不能止遏之势，肝欲藏之而不能，脾欲摄之而不得，故经水随交感而至，若有声应之捷，是惟火之为病也。治法必须滋阴降火，以清血海而和子宫，则终身之病，可半载而除矣，然必绝欲三月而后可。方用清海丸。

此方补阴而无浮动之虑，缩血而无寒凉之苦。日计不足，月计有余，潜移默夺，子宫清凉，而血海自固。倘不揣其本而齐其末，徒以发灰、白矾、黄连炭、五倍子等药末，以外治其幽隐之处，山恐愈涩而愈流，终必至于败亡也。可不慎与！

临床应用：

清海丸可以治疗崩漏和更年期综合征。

1. 崩漏

15 岁，未婚，学生。患者发育正常，14 岁初潮，周期正常，经量稍多。6 个月以前开始经期延长，每次持续 8~10 天，3 个月以后出现经血淋漓不尽，妇检未发现器质性病变，诊断为青春期功能性子宫出血。经用黄体酮、安络血、维生素 K_3 等出血暂停，几天后复来如故，反复使用以上药则症状时轻时重，病程迁延 5 月余，严重影响学业。曾用中药益气、养血及大量炭类药涩血，服药 20 余剂不效。2006 年 6 月 22 日由其母携诊，诉月经量少难尽，伴腰酸，口干，手足心热，面色无华，舌质红、苔薄白，脉细数。诊为室女崩漏，乃肝肾阴虚，热扰血海，拟清海丸加减。处方：枣皮、山药、麦冬、枸杞、桑叶、生地、竹茹、丝瓜络各 10g，女贞子、旱莲草、石斛各 15g，白芍、海螵蛸各 20g，丹皮炭 6g，龙骨 30g。水煎服，日 1 剂。服药 3 剂后出血量稍减，再服 3 剂出血量明显减少。宗上方续服半月，出血全止。7 月 19 日月经至，8 天净。因上学服药不便，改用六味地黄丸以善后，且嘱每月经前服用本方 5 剂以资巩固。随访数月，月经期量正常，每次 7 天即净，已能正常上学。（彭慕斌，彭应涛，彭景星.彭氏妇科运用清海丸经验 [J]. 中医文献杂志，2014，32（02）：48–49.）

2. 更年期综合征

陶慧娟选取更年期综合征患者 92 例，以 1∶1 比例按随机数字表法分为观察组 46 例和对照组 46 例。观察组患者予以清海丸加味治疗，药物组成：白芍 12g，白术 9g，熟地黄 12g，干桑叶 9g，玄参 15g，山药 15g，山萸肉 9g，牡丹皮 12g，麦门冬 15g，地骨皮 30g，沙参 12g，石斛 15g，五味子 12g，龙骨 30g，枸杞 15g，仙灵脾 9g，补骨脂 15g，菟丝子 12g，日 1 剂，水煎两遍，共取 300ml 药汁，分早晚服用。对照组患者给予芬吗通片，开始用药第 1～14d，给予白色药片（内含雌二醇 1mg）1 片/次，1 次/d，口服；用药第 15～28d，给予灰色药片（内含雌二醇 1mg、地屈孕酮 10mg）1 片/次，1 次/d，口服。两组患者均以连续治疗 28d 为 1 个疗程，连续治疗 2 个疗程。结果：清海丸加味治疗观察组总有效率达 95.7%，芬吗通治疗对照组总有效率为 73.9%，清海丸加味治疗观察组明显优于芬吗通治疗对照组。综上所述，清海丸加味治疗更年期综合征可明显改善患者临床症状，提高临床疗效，且不良反应少。（陶慧娟.清海丸加味治疗更年期综合征的临床观察[J].中国中医药科技，2020，27（01）：116–117.）

现代药理研究：

白芍水煎液具有镇静、抗抑郁、调节胃肠功能、抗脑缺血、调节免疫、抗炎等作用，且白术能促进营养物质吸收、提高血浆皮质酮水平。熟地能促进红细胞、血红细胞的恢复，促进肾上腺皮质激素的合成，可增强免疫功能，促进血凝和强心。山药能增强小肠吸收功能，帮助消化，保护胃黏膜损伤。山药多糖能提高非特异性免疫功能、特异性细胞免疫和体液免疫功能。麦冬多糖可以促进体液免疫和细胞免疫，增强垂体肾上腺皮质系统作用，提高机体适应性，有改善血液流变性和抗凝血的作用。地骨皮有解热作用，对离体子宫有兴奋作用。鲜桑叶能促进蛋白质合成，排除体内胆固醇，降低血脂。玄参对金黄色葡萄球菌、白喉杆菌等多种炎症反应均有一定抑制作用，还具有扩张冠状动脉、增强免疫、抗氧化等作用。诸药共同起到促进造血、调节胃肠功能、解热的作用。

临证参考：

1. 临床运用时，常去温燥之白术，以生地易熟地，合王孟英"养血清热而息风"之桑叶、竹茹、丝瓜络更为贴切。

2. 出血量多，有气随血脱之象者，急用红参 10g，阿胶 30g，水煎取汁频服，益气摄血以治其标；心悸，烦躁，少寐者，乃心火亢盛，可仿泻南补北法，加黄连 3g、阿胶 15g，以加强养阴泻火之力；眩晕耳鸣，腰膝酸软者，加杜仲 12g，续断 20g，旱莲草 30g 补益肝肾；如出血日久，淋漓不断者，可加煅牡蛎、海螵蛸、醋炒地榆各 20g，固涩冲任。

十二、清经散

来源：《傅青主女科·调经·经水先期十五》

组成： 丹皮（三钱）　地骨皮（五钱）　白芍（三钱，酒炒）大熟地（三钱，九蒸）　青蒿（二钱）　白茯苓（一钱）　黄柏（五分，盐水浸炒）

用法： 水煎服。

功用： 清热凉血，滋肾益阴。

主治： 血海太热，迫血妄行之月经先期（妇人有先期经来者，其经甚多）。

效果： 二剂而火自平。

治法： 少清其热。

歌括： 经水先期量甚多，肾中太旺水与火。

有余之水勿药喜，有余之火清其热。

清经散用大熟地，白芍茯苓地骨皮。

青蒿丹皮炒盐柏，滋水泄火损而益。

方解： 牡丹皮清热凉血，泻血分伏火；黄柏清下焦邪热泻肾火；青蒿清阴分之虚热；地骨皮、熟地清血热而滋肾水；白芍养血柔肝敛阴；茯苓行水泄热，又可宁心。本方以清热泻火药为主，抑阳以配阴，少佐滋阴药，使火泻而液不伤，用于火热而水有余之实热证，火热泻后血海得以安宁则经自调，可称之为"清火之良方，调经之妙法"。

医论：

《傅青主女科》：妇人有先期经来者，其经甚多，人以为血热之极也，谁知是肾中水火太旺乎。夫火太旺则血热，水太旺则血多，此有余之病，非不足之症也。似宜不药，有喜。但过于有余则子宫太热，亦难受孕，更恐有烁干男精之虑。过者损之，谓非既济之道乎！然而火不可任其有余，而水断不可使之不足。治之法但少清其热，不必泄其水也。方用清经散。

此方虽是清火之品，然仍是滋水之味，火泄而水不与俱泄，损而益也。

明代张景岳《景岳全书·妇人规·经脉类》：凡血热者，多有先期而至，然必察其阴气之虚实。若形色多赤，或紫而浓，或去多，其脉洪滑，其脏气、饮食喜冷畏热，皆火之类也。

然先期而至，虽曰有火，若虚而挟火，则所重在虚，当以养营安血为主。矧亦有无火而先期者，则或补中气，或固命门，皆不宜过用寒凉也。张介宾认为月经先期多由血热，需判断阴气之虚实，治疗不宜过用寒凉。

清代程钟龄《医学心悟·月经不调》：方书以趱前为热，退后为寒，其理近似，然亦不可尽拘也。假如脏腑空虚，经水淋漓不断，频频数见，岂可便断为热？又如内热血枯，经脉迟滞不来，岂可便断为寒？必须察其兼症。如果脉数内热，唇焦口燥，畏热喜冷，斯为有热。如果脉迟腹冷，唇淡口和，喜热畏寒，斯为有寒。阳脏、阴脏，于斯而别。程钟龄认为不可拘泥于"趱前为热，退后为寒"之说，必须结合兼症以判断。

近代张山雷《沈氏女科辑要笺正·月事不调》：先期有火，后期火衰，是固有之，然持其一端耳。如虚不能摄，则虽无火，亦必先期。或血液渐枯，则虽有火，亦必后期。张山雷强调了不能偏执"先期有火，后期火衰"一端，还需考虑其他症状，是气虚或是血少，要全面且仔细地判断。

近代彭逊之《竹泉生女科集要》：经水先期，而色紫且多，此乃肾中水火皆太旺，盖有余之病也。然壮年之妇，水则正水，而火则邪火也。邪火不可任其有余，而正水不可使之不足，故治之但少清其热，勿泄其水。彭逊之推崇傅山之学，认为经水先期，色深量多，属肾中水火太旺，但因考虑为壮年之妇女，治疗可少清其热，但勿泄其水。

临床应用：

清经散可以治疗月经先期、更年期子宫功能性出血、月经过多、月经错后等疾病。

1. 月经先期

初诊：王某，女，26岁，结婚1年，想孩子。半年前在经期时回老家帮忙给苹果套袋后，因天气炎热出现头晕头痛的症状。当时考虑中暑，经降温、补水后头晕头痛的症状好转。此后半年来月经均提前约 10 天，同时月经来潮第 2 天量多，色深红伴少量血块，质黏稠。心烦，易怒，头晕，恶心，大便偏干，舌质红，苔微黄腻，脉滑数。因经期过后，如常人。但想要小孩，一直没有，才想来调理。诊断：月经先期（冲任血热、肝胃不和）治则：清热凉血、平肝和胃方药：清经散合二陈汤加减。生地 20g，地骨皮 15g，牡丹皮 15g，白芍 15g，青蒿 10g，黄柏 10g，柴胡 10g，黄芩 10g，陈皮 10g，半夏 10g，茯苓 15g，甘草 10g，7 剂，水煎服，日 1 剂。复诊：以上方调理 40 天后月经不来。后确认怀孕。（吴桂茹.清经散加减的临床应用心得 [J].临床医药文献电子杂志，2018，5（99）：78.）

2. **热扰冲任型更年期子宫功能性出血**

李某，女，51 岁。2010 年 2 月 26 日就诊。确诊为更年期子宫功能性出血。2 月 13 日月经来潮，量多如注，色红，头晕乏力，时有潮热。B 超提示：子宫肌瘤，子宫内膜双层厚 13mm。患者因前次出血过多行诊刮术而血止，患者不愿再次刮宫，而来笔者处求治。患者此次月经开始量多如注，现经量虽较前减少但仍不止有十余天，伴面色少华，苔薄黄，脉弦。证属热扰冲任、迫血妄行。治拟凉血止血、清经安络，清经散加减治之。处方：生地、丹皮、玄参、麦冬、茯苓各 10g，地骨皮、白芍、马齿苋各 15g，黄柏 5g，仙鹤草 12g，青蒿 6g。每日 1 剂，水煎服。药进 3 剂后，出血量明显减少。上方加阿胶 9g，再服 5 剂后，潮热好转，出血已止，遂以上方加活血化瘀药加减治疗

1个月后，B超复查示：子宫内膜变薄。再治1个月后，上述症状再无复发，半年后自然绝经。（郭菊清，林珍莲.清经散加减验案三则[J].浙江中医杂志，2013，48（11）：852.）

3. 血热型月经过多

王某，女，36岁，2011年10月5日初诊。主诉：月经量多半年。曾做阴道彩超检查提示：子宫及附件未见明显异常。已排除内分泌腺疾患。曾服用宫血宁、安络血、血平胶囊等药物治疗，疗效欠佳。刻下：月经周期第6天量仍多，色黯红质粘稠，有小血块，小腹胀痛，面红，烦热口渴，大便秘结，小溲短黄，舌质红，苔黄，脉滑数。诊断为月经过多，属血热型。以清经散为主方，清热凉血固经。清经散方：牡丹皮18g，地骨皮15g，白芍12g，熟地黄20g，青蒿15g，黄柏15g，茯苓10g。知母15g，沙参20g，麦冬15g，五灵脂15g，益母草30g。上方水煎，每日1剂，分2次温服。服用3剂后症状好转，经量减少，于第8天经净。后于月经周期第14天又续服3剂，持续调理4个月经周期，诸症消失，月经量、色、质随访至今均正常。（夏启芝，朱名宸.朱名宸运用清经散加味治疗月经过多的临床观察[J].湖北中医杂志，2014，36（03）：26-27.）

4. 血热挟瘀型月经错后

患者，女，26岁，已婚，2005年3月24日初诊。月经延期，经来色紫成块，量少，临期少腹如刀刺，自汗出，经后带下质稠，大便艰，脉沉数有力，舌尖红起刺，苔薄黄。此属血热挟瘀阻气。

拟凉血清热，理气活血。方用清经散加减：丹参 12g，牡丹皮
10g，川芎 10g，香附 10g，元胡索 10g，青蒿 10g，地骨皮 10g，
茯苓 10g，栀子 10g，炒赤芍、白芍各 6g，黄柏 6g，甘草 6g，
制大黄 5g。10 剂后，次月月经来潮腹痛大减，经来渐多，脉象
沉数，舌苔微黄，上方去青蒿、地骨皮、栀子、黄柏，加怀牛膝、
炒蒲黄、五灵脂、桃仁、制乳香、没药、益母草各 10g。获愈。
（任利军 . 清经散治疗月经病 [J]. 中国民间疗法，2011，19（08）：
47.）

现代药理研究：

牡丹皮含有的牡丹酚及糖苷类物质，具有很好的抗炎作用，
还具有镇痛、解热等功效，牡丹皮水提物可以有效抑制血小板
活性，抑制血栓素 A2 的生成，也可有效提高细胞免疫。地骨皮
煎剂可有效降低机体血糖，抑制病原微生物生长；地骨皮水溶
物具有退热作用，水煎剂可有效抑制机体产生 IL2。青蒿可提高
机体免疫功能，促进淋巴细胞的转化。熟地黄对下丘脑 - 垂体 -
卵巢轴产生明显影响，对卵巢组织形态、卵泡发育和排卵、卵
巢激素分泌、卵巢局部因子及对卵巢自身免疫均有良好作用，
同时可改善造血系统功能，有助于改善贫血症状。诸药共同，
相互补充，起到抗炎、解热、镇痛、提高免疫的作用，有效促
进患者机体恢复。

补肾中药具有类似内分泌激素样作用，不仅能直接对卵巢
起作用，还能调整下丘脑 - 垂体 - 卵巢轴功能，可以增加 LPD

大鼠卵巢组织中血管内皮生长因子 VEGF 蛋白表达，从而促进黄体毛细血管生成，能够增加大鼠体质量和子宫、卵巢系数，升高雌二醇、孕酮水平，增加成熟卵泡数、新生黄体数，从而起到治疗黄体功能不全的作用。（钟秀驰，张娟，陈秋霞，等.清经散加减治疗黄体功能不全 55 例临床研究 [J]. 新中医，2009，41（09）：55–56.）

临证参考：

1. 月经先期有血热和阴虚夹热两种类型。血热迫血妄行，则经期提前，火旺而水有余则出血量多，属实；素体内热或阴虚阳盛之体，或嗜食辛辣，或肝郁化火，或阴虚有热，血虚阴液不足，则经期提前，出血量少，为虚。实证以清热凉血为主，用清经散，热去而不伤阴；虚证以滋阴壮水为先，用两地汤，壮水之主，以制阳光。

2. 具体治疗时根据兼证加减：肝肾阴虚明显，手足心热、腰膝酸软者，可加旱莲草、女贞子；烦渴较甚者，加知母、元参；心悸失眠、多梦者，加酸枣仁、远志；月经过多者，去茯苓，酌加地榆、茜草根；经行腹痛，经血夹瘀块者，酌加炒蒲黄、三七。

十三、两地汤

来源：《傅青主女科·调经·经水先期十五》

组成：大生地（一两，酒炒）　元参（一两）　白芍药（五钱，酒炒）　麦冬肉（五钱）　地骨皮（三钱）　阿胶（三钱）

用法：水煎服。

功用：滋阴清热，凉血调经。

主治：阴虚血热之月经先期（妇人先期经来只一二点者）。

效果：四剂而经调矣。

治法：不必泄火，只专补水。

歌括：经水先期量甚少，肾中水亏火来灼。

治法当宜专补水，肾水充足火自消。

两地汤中用生地，元参麦冬地骨皮。

阿胶白芍用酒炒，补水泄火服之宜。

方解：方中生地、元参养阴生津，壮水以制火；地骨皮助生地清骨中之热，泻肾火；麦冬润肺清心，滋肾水而降心火，心火不炎而水火既济；阿胶滋阴养血；白芍养血柔肝。全方不用苦寒清热，而是以甘寒养阴为主，水足则火自平，又不损伤脾胃之气，阴平则阳秘，经行如期。诸药合用，共奏滋阴清热、凉血调经之效。

医论：

《傅青主女科》：又有先期经来只一二点者，人以为血热之极也，谁知肾中火旺而阴水亏乎。夫同是先期之来，何以分虚实之异？盖妇人之经最难调，苟不分别细微，用药鲜克有效。先期者火气之冲，多寡者水气之验。故先期而来多者，火热而水有余也；先期而来少者，火热而水不足也。倘一见先期之来，俱以为有余之热，但泄火而不补水，或水火两泄之，有不更增其病者乎！治之法不必泄火，只专补水，水既足而火自消矣，亦既济之道也。方用两地汤。

此方之用地骨、生地，能清骨中之热。骨中之热，由于肾经之热，清其髓，则肾气自清，而又不损伤胃气，此治之巧也。况所用诸药，又纯是补水之味，水盛而火自平理也。

临床应用：

两地汤可以治疗月经先期量少、经期延长、经间期出血、经行口糜、闭经、继发性不孕、产后大便干燥等疾病。

1. 阴虚血热型月经先期量少

患者甲，女，34岁，职员。2012年9月10日初诊。自述平素月经期量正常，因近一年来工作压力大，家中老人生病，月经周期提前一周，经量明显减少，由原来的一包卫生巾减至3～4贴，有小血块。伴心烦易怒、胸闷烦热、寐差、带下量少、阴道干涩等症，舌质淡黯苔薄黄，脉细数。B超及妇科检查均未发现异常。诊断为月经先期量少，证属阴虚血热型。选用两地汤加减：生地、地骨皮、玄参、麦冬各 15g，白芍 20g，阿胶（烊化）10g，何首乌 30g，女贞子 15g，丹皮 6g，栀子 6g，1 剂 /d，经净后开始服，至经前 3d 停药。经期改用桃红四物汤加川牛膝10g，鸡血藤 15g 引血下行；有小血块者加莪术 6g；痛经者加艾叶 6g，以温通血脉。治疗 4 个月，月经周期 26d，经量明显增多，用卫生巾近 1 包。停药后随访半年，未复发。（张晓丹 . 两地汤加味治疗月经先期量少 106 例临床观察 [J]. 中医临床研究，2015，7（25）：63-64.）

2. 阴虚血热型经期延长

刘某某，女，26 岁，2008 年 5 月 4 日初诊。经期延长超过10 日已 3 个月。曾于 3 月 20 日月经来时伴下腹部疼痛，寒战高热，食欲不振，恶心呕吐。在某院做妇科检查未见异常，诊断为急性盆腔炎。用青霉素、阿米卡星、甲硝唑等药治疗，症状减轻，之后每次月经来潮时仍有腹痛等症。现症：月经来潮 10 余日，量少色红质稠，腹痛，咽干口燥，手心灼热。舌质红、少津、少苔，脉细数。证属阴虚血热型经期延长。治宜养阴清热止血。药用：生地 15g，地骨皮 9g，玄参、阿胶各 12g，麦冬、白芍、茜草各10g。10 剂，每日 1 剂，水煎服。

5 月 20 日二诊：药后经行腹痛已减；遂以原方加女贞子、旱莲草、乌贼骨各 9g，益母草 15g，续服 10 剂以巩固。

6 月 10 日三诊：月经来潮 5 天已净，余症基本消失。效不更方，再进 10 剂。

7 月 8 日随访，月经正常，诸症悉除。（魏永明，刘强. 两地汤治疗月经病验案 2 则 [J]. 山西中医，2011，27（04）：6.）

3. 经间期出血

张某，女性，27 岁。因"月经中间期出血 4 月"于 2004 年 3 月 21 日门诊就诊。患者以往月经规律，量中，色红，经期无不适。近 4 月在月经中间期出现少量阴道流血，日换纸垫 1~2 次，色红，无血块，持续 2 ~ 3d 干净，伴腰酸，无腹痛，纳可，二便正常，舌质红、苔薄黄，脉细。实验室检查：血、尿、大便常规均无异常。妇科检查：宫颈光滑，子宫体前位，正常大小，活动好，无压痛，双附件未触及明显异常。诊断：中医病证（名）：经间期出血；西医病名：排卵期出血。治法：滋阴补肾。方药：两地汤合二至丸加减。生地、生地榆各 15g，阿胶（烊化）、玄参、麦冬、白芍、女贞子各 12g，旱莲草 30g，芥穗炭 6g。10 剂，水煎服。服药 2 个月经周期后，患者自觉经间期阴道出血量减少，仅见少量血性分泌物，上述各症状均减轻，苔脉同前，守原法治疗。服药 4 个月经周期后，经间期阴道出血停止。现无任何不适，嘱原方继服 1 个月经周期。此后随访 3 月未见复发。（李红，乔菊琴，指导，王淑斌. 两地汤合二至丸治疗经间期出血 60 例 [J]. 陕西中医，2009，30（03）：324-325.）

4. 阴虚火旺型经行口糜

陈某，2012 年 4 月 10 日初诊，女，32 岁，孕 1 产 1，反复经行口舌糜烂半年余，自行用药及在外院口腔科间断治疗，症状无明显改善，近2个月症状加重，口舌糜烂发作经前1周开始至经后4天历时约20天，伴经前咽干口燥，五心烦热，夜寐不安，头痛腰酸，下腹坠胀，尿少色黄，便干结，月经规律，量色质如常。观其形体消瘦，舌红，脉细数。就诊时约为经前5天，上症复作。辨为阴虚火旺证，治以滋阴降火，佐化瘀止痛，方用两地汤加减：生地10g，玄参10g，白芍10g，麦冬10g，地骨皮10g，丹皮10g，泽泻10g，知母10g，黄柏10g，淡竹叶10g，炒蒲黄10g，田七3g。7剂，每日1剂，水煎服，症状消失。此后每于经前1周始服上药10天，连续3个月经周期。停药观察3个月，无复发。（沈燕慧.两地汤加减治疗经行口糜的临床观察[J].中国民族民间医药，2013，22（13）：111.）

5. 阴虚内热型闭经

于某，36岁，1996年6月26日初诊。患者行引产术后，月经周期延长，月经量少，曾服女金丹5盒未见好转。现停经8个月，头晕耳鸣，神疲乏力，烦躁心悸，口干欲饮，夜寐多梦，大便干。舌红少苔，脉细数。证属：阴虚内热，血海干涸。治宜：滋阴清热，活血通经。方药以两地汤合桃红四物汤加减：生地黄20g，地骨皮15g，当归15g，川芎12g，熟地黄15g，桃仁12g，红花9g，玄参15g，阿胶10g，牛膝15g，益母草20g，石斛15g，焦山楂12g。服5剂后，少腹隐隐坠痛，经血来潮之兆。上方继服15剂，月经来潮，全身无不适。宗原方去桃仁、红花、牛膝，加何首乌、肉苁蓉以增补肾养血之效，10 剂后获愈。（郭海峰．闭经辨治 6 法 [J]．中医杂志，2003（06）：468-469.）

6. 产后大便干燥

李某，女，30 岁，干部，2001 年 7 月初诊。剖腹产分娩后 2 周大便干燥，难以解出，5 日一行，饮食如常，伴口干，五心烦热，无腹痛及呕吐，小便黄，恶露正常。舌质红，苔薄黄，脉细数。既往无消化系统疾病。妇科检查：未发现异常。诊为产后大便干燥（属阴虚火盛证）。治以滋阴润燥，滑肠通便。方用两地汤加味：生地黄、玄参、麦门冬各 15g，地骨皮、白芍、阿胶（烊化）各 10g，加火麻仁、郁李仁、生何首乌各 10g，枳壳、炙甘草各 6g。每日 1 剂，水煎服。3 剂后大便干燥缓解，次数增加，3 日一行，继服原方 12 剂后大便正常，诸症消失。（华红．两地汤临床新用 [J]．中国中医药信息杂志，2003（06）：76-77.）

7. 继发性不孕

陈某，女，28 岁。患者于 1999 年 2 月取节育环，至 2001 年 5 月尚未孕，前来诊治。症见脘腹胀满，消谷善饥，口臭口干，时有反酸，月经先期，量少，舌红无苔，脉细数。辨证为阴虚阳亢，气血失调。治拟养阴清热，疏肝补肾。方药：生地 10g，玄参 10g，白芍 12g，麦冬 9g，阿胶（冲服）10g，石膏 15g，知母 10g，乌贼骨 10g，甘草 6g。3 剂，同服逍遥丸；再以上方去石膏、知母，同服六味地黄丸，9 剂后痊愈，现已顺产一女婴。（赵永平．两地汤临床新用 [J]．甘肃中医，2004，4（17）：16.）

现代药理研究：

丹参能改善血液循环、抗菌和抗炎，具有抗氧化、抗凝血、抗血栓形成、调血脂和细胞保护的作用。生地黄有抗炎利尿，促进血液凝固，缩短出血时间的作用，并可提高机体的免疫功能；地骨皮对子宫有明显的兴奋作用，可使其收缩增强；阿胶止血作用与其能改善体内钙的平衡、促进钙的吸收、使血清钙增高有关；白芍对中枢神经系统、子宫平滑肌有抑制作用。

补肾中药具有类似内分泌激素样作用，它不仅直接对卵巢起作用，还能调整下丘脑－垂体－卵巢轴功能。增加成熟卵泡数、新生黄体数，从而起到治疗黄体功能不全的作用。而在补肾的基础上加活血药，又可以改善患者循环与微循环，增加卵巢血流量，激发卵泡成熟及促进黄体发育。两地汤全方可以有效改善微循环，增加血流量，提高免疫力。

临证参考：

1. 全方以补为主，但是滋腻药容易阻碍脾胃运化，如需久服，可加理气健脾药，如陈皮、香附；脾胃虚弱者可加白术、茯苓、砂仁；阴虚血少、冲任不足、血海亏虚而月经量少者，加枸杞子、何首乌、山药；阴虚内热，手足心热者，可加白薇、龟板。

2. 本方养阴清热效果甚佳，不仅妇科阴虚血热者可用，热病及久病伤阴者，亦可用此方加减。但阳气不足，中气虚弱者应当慎用。

十四、温经摄血汤

来源：《傅青主女科·调经·经水后期十六》

组成：大熟地（一两，九蒸）　白芍（一两，酒炒）
川芎（五钱，酒洗）　白术（五钱，土炒）　柴胡（五分）
五味子（三分）　肉桂（五分，去粗，研）　续断（一钱）

用法：水煎服。

功用：补益精血，温经散寒。

主治：血寒之月经后期（妇人有经水后期而来多者）。

效果：三剂而经调矣。

治法：于补中温散之。

歌括：经水后期因血寒，经量多少应分辨。

少属不足多有余，治宜补中合温散。

温经摄血用肉桂，术药川芎与五味。

柴胡续断熟地黄，加参可补元气亏。

方解：方中熟地、白术、白芍大补肝、脾、肾之精血；肉
桂温肾散寒，柴胡疏肝解郁，使补中有散；五味子固摄滋阴宁
心；川芎行气活血；续断补益肝肾，固摄冲任。诸药合用，共
奏补肾益精，益气养血之功，使肝气调达，脾气健运，肾精充足，

气血旺盛，冲任得养。

医论：

明代薛己《薛氏医案·女科撮要·经候不调》：其过期而至者，有因脾经血虚，有因肝经血少，有因气虚血弱。主治之法……脾经血虚者，人参养荣汤；肝经血少者，六味地黄丸；气虚血弱者，八珍汤。薛己以为月经后期有三种类型：脾经血虚、肝经血少和气虚血弱，分别治以人参养荣汤、六味地黄丸和八珍汤。

明代赵献可《邯郸遗稿》：经水过期而来，有血虚、血寒、血滞、血热。血虚者，腹不痛，微微身热，宜生血调气，用八珍汤加香附，或四物汤加黄芪、升麻、陈皮。血寒者，宜四物汤加木香、香附、陈皮、甘草、红花，或用归附丸、艾煎丸。血滞者，腰腹疼痛，胸膈饱满，宜四物汤加醋炒香附、延胡索；腹不痛者为血热，宜四物汤加黄连、香附。过期而来，并色淡者，此痰多血少也，宜补血豁痰，治以川芎、当归、生地合二陈，或加参、芪、阿胶；肥人过期是气虚挟痰也，以二四汤去熟地，加香附、参、芪，或二陈加芎、归、苍、附南星。妇人有经水后期而来多者，人以为血虚之。赵献可采用气血辨证，将月经后期分为血虚、血寒、血滞、血热四型，并提出对应的治疗药物，还提出肥人出现此证是因为气虚挟痰、痰多血少，用二四汤加减治疗。

明代张景岳《景岳全书·妇人规·经脉类》：后期而至者，本属血虚，然亦有血热而燥瘀者，不得不为清补；有血逆而留滞者，不得不为疏利。血热者经期常早，此营血流利及未甚亏者多有之。其有阴火内烁，血本热而亦每过期者，此水亏血少，燥涩而然。治宜清火滋阴，以加味四物汤、加减一阴煎、滋阴八味丸之类主之。

凡血寒者，经必后期而至。然血何以寒？亦惟阳气不足，则寒从中生，而生化失期，是即所谓寒也。至若阴寒由外而入，生冷由内而伤，或至血逆，或为疼痛，是又寒滞之证，非血寒经迟之谓也，当详辨之。

凡阳气不足，血寒经迟者，色多不鲜，或色见沉黑，或涩滞而少，其脉或微或细或沉迟弦涩，其脏气形气必恶寒喜暖。凡此者，皆无火之证，治宜温养血气，以大营煎、理阴煎之类加减主之。大约寒则多滞，宜加姜、桂、吴茱萸、荜茇之类，甚者须加附子。张景岳赞同赵献可血虚、血寒、血滞、血热而致月经后期，并详细解释了每种类型的病因、病机转化、脉证表现与治法、方药。

明代陈文昭《陈素庵妇科补解·经水后期方论》：妇人经水后期而至者，血虚也。此由脾胃衰弱，饮食减少，不能生血所致。当补脾胃，以滋生化之源。陈文昭认为经水后期乃血虚，应补益脾胃，滋生化之源，"脾胃健则饮食进，水气、谷气日隆，阴血自然充足，三旬一下，无后期之患矣"。

《傅青主女科》：妇人有经水后期而来多者，人以为血虚之病也，谁知非血虚乎。盖后期之多少，实有不同，不可执一而论。盖后期而来少，血寒而不足；后期而来多，血寒而有余。夫经本于肾，而其流五脏六腑之血皆归之。故经来而诸经之血尽来附益，以经水行而门启不遑迅阖，诸经之血乘其隙而皆出也。但血既出矣，则成不足。治法宜于补中温散之，不得曰：后期者俱不足也。方用温经摄血汤。

此方大补肝、肾、脾之精与血。加肉桂以祛其寒，柴胡以解其郁，是补中有散，而散不耗气；补中有泄，而泄不损阴，所以补之有益，而温之收功。此调经之妙药也，而摄血之仙丹也。凡经来后期者，俱可用。倘元气不足，加人参一二钱亦可。（傅山持血寒致月经后期之说，更细致地说明要区分经量之多少以判断寒邪之轻重，治以补中温散，用温经摄血汤。）

临床应用：

温经摄血汤可以治疗月经后期、功能性子宫出血。

1. 虚寒型月经后期

陈艳选择诊断为虚寒型月经后期患者 128 例，按照随机数字表法分为对照组和治疗组，每组 64 例。两组患者一般资料比较，差异无统计学意义，具有可比性。对照组采用艾附暖宫丸治疗。口服，每次 6g，每日 2 次。治疗组给予温经摄血汤加减治疗。组成：熟地黄 30g，麸炒白术 15g，肉桂 6g，炒白芍 15g，川芎 10g，柴胡 6g，五味子 3g，续断片 12g，麸炒山药 15g，茯苓 10g，党参片 30g，甘草片 10g。采用中药配方颗粒，每日 1 剂，每次以 200ml 开水冲服，早晚各服 1 次。两组均经期停用，连服 3 个月经周期。结果治疗前，两组患者虚寒证症状积分比较，差异无统计学意义。治疗后，两组患者虚寒证症状积分均低于治疗前，且治疗组低于对照组。治疗组总有效率为90.63%，高于对照组的71.88%，差异有统计学意义。研究结果显示，治疗后治疗组虚寒证症状积分低于对照组，总有效率高于对照组，提示温经摄血汤加减可提高治疗效果，改善虚寒证症状；治疗期间未发现明显不良反应，提示温经摄血汤加减治疗月经后期安全性好，可减轻患者的痛苦，提高其生活质量。（陈艳.温经摄血汤加减治疗虚寒型月经后期的临床观察 [J]. 中国民间疗法，2020，28（18）：47-49.）

2. 肝肾亏损，冲任不固型功能性子宫出血

王某，女，48岁，1999年10月6日初诊。阴道不规则出血4个月，血量多如注，时淋漓不断，经色时红时黑，夹有血块，少腹隐痛。诊断为更年期子宫出血。曾经西药治疗罔效。形瘦，面色少华，头晕乏力，心悸气短，自汗，月经淋漓，查 Hb10g/L，B超示子宫双附件无占位性病变，中医诊断为崩漏（肝肾亏损，冲任不固）。药用熟地30g，炒白芍30g，五味子6g，续断15g，川芎10g，白术15g，肉桂6g，地榆15g，血余炭10g，益母草15g，当归15g，菟丝子30g。日1剂，水煎分2次温服。服6剂后经血止，再以归脾丸调治2周而愈。（徐菁.傅青主温经摄血汤加味治疗功能性子宫出血21例 [J]. 实用中医药杂志，2006（12）：751.）

现代药理研究：

白术醇提取物、石油醚提取物与川芎中阿魏酸能抑制子宫平滑肌收缩。熟地黄中的地黄苷 A、D 可提高性激素水平，促进卵泡发育成熟及排卵。五味子含挥发五味子素、五味子醇甲、没食子酸、维生素、木脂素、三萜、倍半萜及多糖等，通过调节性激素水平，促进卵泡发育、成熟，达到治疗月经后期的效果。该方应用于月经后期患者，可调节机体阴阳气血平衡，使肾-天癸-冲任-胞宫生殖轴功能正常，月经自然如期而至。（陈艳.温经摄血汤加减治疗虚寒型月经后期的临床观察[J].中国民间疗法，2020，28（18）：47-49.）

临证参考：

1. 月经后期分虚实两端。虚者，因血虚、肾虚导致冲任不足，血海空虚，不能按时满溢；实者，因血寒、气滞、痰湿阻滞冲任，气血运行不畅导致月经延后。临床中该病以血虚、血寒、肝郁者多见，病位在肝脾肾三脏。因此，治疗月经后期宜肝脾肾同治。

2. 对血寒证兼虚实夹杂的证候，若口干舌燥，小便黄赤，加黄连、黄芩；大便硬结，便秘，加大黄、厚朴、枳实。

十五、定经汤

来源：《傅青主女科·调经·经水先后无定期十七》

组成：菟丝子（一两，酒炒）　白芍（一两，酒炒）　当归（一两，酒洗）　大熟地（五钱，九蒸）　山药（五钱，炒）白茯苓（三钱）　芥穗（二钱，炒黑）　柴胡（五分）

用法：水煎服。

功用：疏肝解郁，补肾调经。

主治：肾虚肝郁之月经先后无定期（妇人有经来断续，或前或后无定期）。

效果：二剂而经水净，四剂而经期定矣。

治法：疏肝之郁。

歌括：经水先后无定期，肝经郁结莫狐疑。

治法宜疏肝之气，子开其母亦随之。

定经汤中用菟丝，白芍当归与熟地。

茯苓山药柴荆芥，数服经自不愆期。

方解：方中重用菟丝子，菟丝子归肾经，滋补肝肾，以资先天之本，肾精盛精血充；熟地味甘微温，滋培肾水，益精填髓，将其酒蒸更增其滋补之功；芍药入肝经阴分，酸甘化阴，补血活血，散血而不耗血，养血柔肝，可增强疏肝、柔肝、解郁；酒洗当归为臣，既能补血又能行血；加以山药补脾固精；茯苓，健脾行水以滋气血生化之源，后天资先天；荆芥穗、柴胡疏肝解郁，柴胡配合白芍，养肝血，使补而不滞。全方舒畅而精通，肝肾精旺而水利，经期定期而至。

医论：

明代万全《万氏妇人科》：经行或前或后，悉从虚治……乌鸡丸。专治妇人脾胃虚弱，冲任损伤，血气不足，经候不调，以致无子者，服之屡验。

明代张景岳《景岳全书·妇人规·经脉类》：凡欲念不遂，沉思积郁，心脾气结，致伤冲任之源，而肾气日消，轻则或早或迟，重则渐成枯闭，此宜兼治心脾肾，以逍遥饮、秘元煎之类主之。

血虚经乱：凡女人血虚者，或迟或早，经多不调，此当察脏气，审阴阳，详参形证脉色，辨而治之，庶无误也。

肾虚经乱：妇人因情欲房室，以致经脉不调者，其病皆在肾经，经证最多，所当辨而治之。

《傅青主女科》：妇人有经来断续，或前或后无定期。人以为气血之虚也，谁知是肝气之郁结乎。夫经水出诸肾，而肝为肾之子，肝郁则肾亦郁矣。肾郁而气必不宣，前后之或断或续，正肾之或通或闭耳。或曰：肝气郁而肾气不应，未必至于如此。殊不知子母关切，子病而母必有顾复之情，肝郁而肾不无缱绻之谊，肝气之或开或闭，即肾气之或去或留，相因而致，又何疑焉。治法宜舒肝之郁，即开肾之郁也。肝肾之郁既开，而经水自有一定之期矣。方用定经汤。

此方舒肝肾之气，非通经之药也；补肝肾之精，非利水之品也。肝肾之气舒而精通，肝肾之精旺而水利。不治之治，正妙于治也。

诸医家皆认为月经先后不定期要从虚入手，有脾胃虚弱、冲任损伤，有肾气亏虚导致经乱，有女子血虚，月经或前或后，还有肾虚肝郁。治疗药物可选乌鸡丸、逍遥饮、秘元煎、定经汤等等。

临床应用：

定经汤可以治疗月经失调、闭经、痛经、盆腔炎、更年经期综合征等妇科疾病。

1. 肾虚肝郁型月经失调

患者，23岁，2017年8月22日初诊，主诉：经期延长3年。平素月经欠规律，周期30～90天，经期3～15天，量偏多，色先暗红后鲜红，血块多，经期有腹痛、腰酸、乳胀、头痛。末次月经8月15日，至今未净；前次月经7月11日，3天净。既往无妊娠史，有孕需求。平素易上火，有口干口苦，纳可，难入睡，二便可，舌淡红苔白，脉细。诊断：月经失调；证型：肾虚肝郁；治法：补肾调肝；方拟定经汤加减。处方：柴胡10g、当归10g、白芍15g、盐菟丝子15g、盐巴戟天15g、茯苓15g、酒女贞子15g、干石斛10g、麸炒白术15g、石菖蒲

10g、制远志 10g、酒黄精 30g，共 20 剂，日 1 剂，水煎服。并予膏方、逍遥丸、坤泰胶囊。

2017 年 9 月 20 日二诊：末次月经 8 月 15 日，15 天净。妇科彩超监测未见优势卵泡。上方去女贞子、黄精，加熟地黄 15g、合欢花 10g，白术改生用。续予膏方、坤泰胶囊。

2017 年 10 月 17 日三诊：末次月经 10 月 13 日，现月经第 4 天；前次月经 9 月 21 日，6 天净。现口苦减轻，睡眠改善。2017 年 9 月 20 日方去熟地黄、石菖蒲、远志，加甘草 6g、女贞子 15g、酒山茱萸 15g。嘱周期 5～9 天服枸橼酸氯米芬片，续予膏方和助孕丸。

2017 年 11 月 14 日患者确诊妊娠，末次月经 10 月 13 日，5 天净，予中药安胎。孕期一般情况可，2018 年 6 月 4 日生产。（邓咏诗，郜洁，廖秀平，麦观艳 . 罗颂平教授论治肾虚肝郁型月经不调经验 [J]. 环球中医药，2020，13（07）：1261-1263.）

2. 肝肾气郁型闭经

张某，女，34 岁，已婚，孕 3 产 1，末次妊娠顺产 7 年前，现宫内节育器（IUD）避孕，2009 年 6 月 16 日就诊。主诉：月经周期延后 3 年，停经 4 月。现病史：患者平素月经规律，量中，色暗红，无血块，无痛经及经前乳房轻微胀痛。自诉有"盆腔炎"病史 13 年，常反复发作，平素因受疾病影响精神抑郁，3 年前开始月经逐渐推后，量少，LMP：2009 年 2 月 4 日，经期 3 天，量少，约比正常时少 2/3，色暗红，无血块，伴经期腰痛如折，畏寒肢冷，经前乳房胀痛。现停经 4 个月，曾服中药调理无效，故来就诊。平素白带正常，面色晦暗，心烦易怒，纳可眠差，无口干口苦，胸闷，喜叹气，二便正常。舌淡苔白，脉弦细。诊断：继发性闭经（肝肾气郁证）。予定经汤合苁蓉菟丝子丸加减，另服中成药通脉大生片和胎宝胶囊，配合心理疗法。药物组成：柴胡 15g，炒荆芥 15g，菟丝子 20g，肉苁蓉 15g，炒川续断 15g，淫羊藿 15g，巴戟天 20g，枳壳 15g，枸杞子 15g，山萸肉 15g，怀牛膝 15g，当归 12g，熟地黄 10g，山药 15g。久煎，7 剂，1 剂 / 天。2009 年 7 月 23 日复诊，诉月经已来潮，量偏少，色红，无血块。继服 7 剂月经每月按时来潮。（安允允，张林军，郑君，等 . 吴克明教授运用定经汤化裁调治月经病验案举隅 [J]. 甘肃中医，2010，23（07）：8-10.）

3. 肝郁肾虚，脾肾亏虚型痛经

李某某，女，31 岁，已婚。2015 年 11 月 17 日初诊。经行腹痛 14 年。患者 17 岁月经初潮，初潮即伴痛经，围经期小腹坠胀疼痛，不喜揉按。平素月经规律，7/27~28 天，月经量较多，色暗，夹血块，伴有经前乳胀，郁闷不舒，腰膝酸软，纳差，大便溏泄。舌质淡红、苔薄白微腻，脉沉细。诊断为痛经。辨证属肝郁肾虚，脾肾亏虚。方用定经汤加味。处方：柴胡 12g，当归 10g，熟地 15g，白芍 10g，山药 15g，菟丝子 20g，太子参 15g，女贞子 15g，枸杞子 15g，酒苁蓉 15g，鹿角霜 30g，酒萸肉 15g，紫石英 10g，郁金 15g，莪术 12g，川楝子 12g，丹参

30g。7剂。水煎服。

2015年12月29日复诊：诉末次月经为2015年12月11日，经量较前减少，痛经未作，舌淡红、苔薄白，脉沉细。予前方加蒲黄30g、五灵脂15g、莪术15g、紫草10g。7剂。水煎服。后以前方调理约4个月，痛经已除。电话随访，痛经全消。（杨彬，闫颖.哈孝廉应用定经汤治疗妇科病验案3则[J].江苏中医药，2018，50（03）：57-59.）

4. 肝郁肾虚型更年期综合征

周某某，女，47岁，已婚。2013年12月26日初诊。寐差、急躁易怒、月经不调半年。近半年来，月经周期不定，时而错后2月，自2013年10月30日末次月经后，至今未潮，伴寐差、多梦，烦躁易怒，腰膝酸软等症，舌淡红、苔白，脉沉弦。诊断为更年期综合征。辨证属肝郁肾虚。方用定经汤加味。处方：柴胡10g，当归10g，白芍10g，茯苓10g，菟丝子15g，熟地黄15g，郁金10g，白术10g，寄生15g，牛膝10g，丹参30g，益母草30g，香附10g，鸡内金15g，月季花10g，山楂15g。7剂。水煎服。

服药7剂，症情平和，烦躁易怒等症状缓解，后以本方加减调理3月余，诸症均明显减轻。电话随访，自2014年9月18日末次就诊后由于工作忙碌未再服药，后平稳绝经（末次月经：2016年5月），寐差、烦躁、腰酸等症均消失。（杨彬，闫颖.哈孝廉应用定经汤治疗妇科病验案3则[J].江苏中医药，2018，50

（03）：57-59.）

5. 盆腔炎

患者王某某，女，29岁，工人，已婚。初诊时间：2015年1月30日，门诊号：250086，主诉：小腹坠痛经期加重2年。小腹坠痛，经前经期经后加重，痛势较剧，伴腰酸。月经规则，LMP：2014-12-05，量中欠畅，色黯，血块多，经前乳胀7天。平时带多，质稀无异味，寐可，大便正常，夜尿频，G2P1，避孕套避孕。舌质黯淡，苔薄，脉沉细弦。妇查：外阴正常，阴道畅，分泌物量中无异味，宫颈光，宫体后位，常大，压痛明显，活动欠佳，右侧附件区无压痛，左侧增厚，压痛。彩超：盆腔少量积液。诊为盆腔炎，肾虚肝郁证。方选定经汤化裁以补肾疏肝。药物：菟丝子30g，白芍15g，当归15g，熟地25g，山药15g，白茯苓15g，芥穗10g，柴胡6g，续断30g，地龙5g，桃仁5g，先与7剂。二诊诸症减轻，后宗本方加减，调治3月后，诸症消失，妇查无异常，痊愈。随访半年，未复发。（武敏.定经汤在妇科临床中的应用体会[J].中国民族民间医药，2015，24（24）：146+148.）

现代药理研究：

月经周期的调节是复杂的过程，其主要环节在于下丘脑-垂体-卵巢轴，菟丝子药理作用就主要集中在可以调节此轴。当归具有增强造血的功能，其抗贫血作用的机制与所含之维生素 B_{12}、烟酸、叶酸、亚叶酸、生物素、多糖等多种成分的综合作用有关，还有保肾强壮作用，能促进核酸代谢增强蛋白质的合成。白芍提取物能对抗血小板聚集作用，抑制静脉血栓形成，同时白芍有性激素样作用，与孕激素类似，可以提高垂体及卵巢对 LH 的反应性；还对胃、肠管、子宫平滑肌等均有抑制或解痉作用；并有解热、镇痛、镇静和抗惊厥的作用；还有抗炎、抗溃疡和对多种致病菌及某些病毒有抑制作用等。柴胡具有中枢神经系统抑制作用，如镇静、镇痛、解热、镇咳等；同时也有抗炎及疗肝作用。荆芥穗提取物有很好的抗炎、镇痛、抗 H1N1 病毒作用。山药调节脾胃功能，抗衰老，山药多糖具有明显的体外和体内抗氧化活性，能刺激和调节人类免疫系统，常作为增强免疫力的保健药品使用。茯苓多糖具有免疫调节、抗肿瘤、抗炎、抗氧化、保肝等多种功能。

补肾疏肝药对菟丝子—柴胡是定经汤的核心配伍，有提高性腺受体的功能，可显著改善下丘脑–垂体–卵巢及肾上腺的功能，从而调整内分泌功能，是调节卵巢早衰的根本之道。（张曾玲 . 定经汤加减治疗肝郁肾虚型经行乳房胀痛疗效观察 [J]. 实用中医药杂志，2018，34（07）：775–776.）

临证参考：

1. 傅氏认为月经先后不定期是肝郁及肾，导致肝肾皆郁，母子同病，疏泄失职，血海失调所致。当病情严重，迁延不治时，会转成崩漏或闭经。临床上只要辨证为肾虚肝郁、脾虚失运、精血亏虚、气滞湿阻或水瘀互结，妇科的经带胎产杂病都可用此方加减化裁治疗。

2. 若肝气郁结严重者，可加佛手、香附、青皮；经行不畅者，加乌药、红花；有外感表证者，加大柴胡的用量，并加苏叶；纳差者，加砂仁、神曲。

十六、助仙丹

来源：《傅青主女科·调经·经水数月一行十八》

组成：白茯苓（五钱）　陈皮（五钱）　白术（三钱，土炒）白芍（三钱，酒炒）　山药（三钱，炒）　菟丝子（二钱，酒炒）杜仲（一钱，炒黑）　甘草（一钱）

用法：河水煎服。

功用：健脾益肾，解郁清痰。

主治：脾肾两虚之月经数月一行（嗜欲损夭致妇人有数月一行经者）。

效果：四剂即可见效，若四剂而仍如其旧，不可再服也。

治法：健脾益肾而不滞，解郁清痰而不泄，不损天然之气血。

歌括：经水数月一行焉，此是妇人骨自仙。

虽然天生仙骨者，岂无嗜欲损天然。

助仙丹中茯陈煎，白芍白术菟丝联。

山药杜仲与甘草，河水煎服四剂痊。

方解：方中白术、山药、甘草补脾土以滋化源，菟丝子、白芍、杜仲益肾而无滋腻之弊，茯苓、陈皮理气化痰。由此可见，助仙丹在平补脾气的基础上理气化痰，使全方"健脾益肾而不滞，解郁清痰而不泄"。诸药共奏健脾益肾、解郁清痰、生精益血之功。流动的河水也不同于普通水，属于流水的一种，所谓流即是走动、通利的含义，助仙丹在此用河水煎煮该方，其寓意明了，治疗经水数月一行本用了大量滋补通利之药，使月经到来，如再取河水之流动之性，则见效更快，所以河水更适合用来熬煎健脾胃、滋阴、劳损虚弱的中药。除此之外，河水还可起到荡涤和增强药力的作用。总之脾健则化生有源，肾强精血由生，气血既足，血海充盈，故月经即可按期而至。

医论：

《傅青主女科》中对经水数月一行的论述：妇人有数月一行经者，每以为常，亦无或先或后之异，亦无或多或少之殊。人莫不以为异，而不知非异也。盖无病之人，气血两不亏损耳。夫气血既不亏损，何以数月而一行经也？妇人之中，亦有天生仙骨者，经水必一季一行。盖以季为数，而不以月为盈虚也。真气内藏，则坎中之真阳不损，倘加以炼形之法，一年之内，便易飞腾。无如世人不知，见经水不应月来，误认为病，妄用药饵，本无病而治之成病，是治反不如其不治也。山闻异人之教，特为阐扬，使世人见此等行经，不必妄行治疗，万勿疑为气血之不足，而轻一试也。虽然天生仙骨之妇人，世固不少。而嗜欲损夭之人，亦复甚多，又不可不立一疗救之方以辅之，方名助仙丹。

此方平补之中，实有妙理。健脾益肾而不滞，解郁清痰而不泄，不损天然之气血，便是调经之大法，何得用他药以冀通经哉！

傅山认为经水数月一行的妇人中有天生仙骨的，这种不属于疾病范畴，而更多妇人因为房劳过度耗伤精血导致经水数月一行的情况则需要使用助仙丹来健脾益肾、调理月经。

临床应用：

助仙丹可用于经水数月一行，现代临床主要应用于闭经。

1. 闭经

范某，女，42 岁。患者因与他人发生口角，停经 50 天，自诉腹胀、腹痛。查尿妊娠反应为阴性。给予逍遥丸口服四天治疗，未见效果。又给予黄体酮 20mg 肌注 3 天，7 天后仍未来月经。再次复诊，症见神疲、眩晕、纳少、肢软畏寒、脉细软、舌淡、边有齿痕、苔薄。用茯苓 15g，陈皮 15g，炒白术 10g，酒炒白芍 10g，炒山药 10g，酒炒菟丝子 6g，焦杜仲 3g，甘草 3g。两剂河水煎服，服用后月经来潮。（李芬.应用助仙丹治疗闭经的体会[J].中外妇儿健康，2011，19（08）：298.）

现代药理研究：

与炔雌醇环丙孕酮相比，助仙丹在改善多囊卵巢综合征大鼠卵巢质量、形态等方面具有明显的优势，特别是在增加颗粒细胞层数方面的作用更优，雄激素可通过颗粒细胞的作用转化为雌激素，以使其在血清中的含量减少，可有效改善多囊卵巢综合征引起的高雄激素血症，最终促进排卵，减轻临床症状。但研究发现，助仙丹在改善大鼠体重及卵巢质量方面并不优于炔雌醇环丙孕酮。（王莉，侯俐，王海燕.助仙丹与炔雌醇环丙孕酮对多囊卵巢综合征大鼠血清雄激素及卵巢形态的影响对比[J].临床和实验医学杂志，2019，18（08）：798-801.）

临证参考：

1. 盖无病之人，气血两不亏损耳。而嗜欲损夭之人，亦复甚多。生理性的月经数月一行，气血两不亏损，病理性的月经数月一潮，病因病机为精血劳损不能充盈血海。临床上月经稀发、月经量少、闭经等辨证属精血劳损不能充盈血海，可用本方以健脾益肾调经。本方健脾益肾而不滞，解郁清痰而不泄，不损天然之气血。

2. 肝气郁滞者，加柴胡、酒香附疏肝理气；脾虚纳差者，加鸡内金、麦芽健运脾胃以滋经源；小腹疼痛拒按者，加益母草、乌药活血化瘀以调经。

3. 临床见到此类病证时不妨在四诊辨证的同时，结合现代医学进一步做性激素六项和妇科超声检查，辨病和辨证相结合，明确诊断以提高疗效。

十七、安老汤

来源：《傅青主女科·调经·年老经水复行十九》

组成：人参（一两）　黄芪（一两，生用）　大熟地（一两，九蒸）　白术（五钱，土炒）　当归（五钱，酒洗）　山萸（五钱，蒸）　阿胶（一钱，蛤粉炒）　黑芥穗（一钱）　甘草（一钱）　香附（五分，酒炒）　木耳炭（一钱）

用法：水煎服。

功用：大补肝脾气血。

主治：肝脾两虚，肾水不足之年老经水复行（妇人有年五十外，或六七十岁忽然行经者，或下紫血块，或如红血淋）。

效果：一剂减，二剂尤减，四剂全减，十剂愈。

治法：补益肝脾之气，气足自能生血而摄血。大补肾水，水足而肝气自舒，肝舒而脾自得养，肝藏之而脾统之。

歌括：年老经行乃为崩，肝脾藏摄力不胜。

治宜大补肝脾气，气足摄血崩漏停。

安老汤中参芪增，熟地术归山药朋。

阿荆甘附木耳炭，舒肝养脾效更宏。

方解：方中重用人参、黄芪、白术，补无形之元气，固摄将脱之血。熟地、阿胶、当归滋阴液，补已亡之血，使阴血充复，阳气有所依附，浮阳回归，起到养阴维阳之功。山萸肉补肝肾并收敛耗散之精血，甘草调和诸药使药性平和。香附乃血中之气药，能行经络之气。此方在大补肝脾肾的同时，配一味辛、微苦、微甘，通行三焦气机的香附，既可疏肝解郁，又可苏醒脾气，还能入血行气，使补而不壅，滋而不腻。药虽仅用五分，却使全方静中寓动，补中有行，更好地发挥补益作用。木耳炒炭入络退火止血，黑荆芥伍阿胶、木耳炭以补血止血，同时又助香附调肝脾之气。健脾宜补气，补中兼疏导，乃傅氏组方遣药之一特色。

医论：

《傅青主女科》中对年老经水复行的论述：妇人有年五十外，或六七十岁忽然行经者，或下紫血块，或如红血淋。人或谓老妇行经，是还少之象，谁知是血崩之渐乎。夫妇人至七七之外，天癸已竭，又不服济阴补阳之药，如何能精满化经，一如少妇。然经不宜行而行者，乃肝不藏、脾不统之故也，非精过泄而动命门之火，即气郁甚而发龙雷之炎，二火交发，而血乃奔矣，有似行经而实非经也。此等之症，非大补肝脾之气血，而血安能骤止。方用安老汤。

此方补益肝脾之气，气足自能生血而摄血。尤妙大补肾水，水足而肝气自舒，肝舒而脾自得养，肝藏之而脾统之，又安有泄漏者，又何虑其血崩哉！

傅山认为经水复来是肝脾气虚，肝不藏血，肝不统血所致，故用安老汤补益肝脾之气，气足则能摄血。

清代郑玉坛在《彤园医书（妇人科）》中写道：妇人四十九岁天癸竭，地道不通，经水应断。若仍行经，不夹他症者，乃血盛有余，不必服药，血平自止。如已断数年，经复来者，当审虚实治之。若无外寒内热之证，亦是血盛余也。郑玉坛认为经复来者当审虚实，无外寒内热症状则为血盛有余。

清代吴谦认为经断复来多属血热较甚，用芩心丸或益阴煎治疗，在《医宗金鉴·妇科心法要诀》中载：经断复来血热甚，芩心醋丸温酒吞，益阴知柏龟生地，缩砂炙草枣姜寻。血多热去伤冲任，十全大补与八珍。暴怒忧思肝脾损，逍遥归脾二药斟。

临床应用：

安老汤可应用于老妇经断复行、崩漏、子宫出血、月经先期、滑胎的治疗。

1. 老妇经断复行

患者，82岁。患阴道流血1天，量多质稠，经西医妇科检查，子宫、附件无器质性病变。B型超声波检查，老年性子宫萎缩，血常规正常，尿常规：BLD+；血压正常。经妇科治疗1天效果不佳而来诊，现证阴道流血量多，质稠，无血块，小腹微坠痛，腰痛，腹部触诊未及包块，精神倦怠，气短乏力，头晕心慌，纳差。询其月经已停闭37年，素有冠心病史10余年。舌质淡红，舌苔薄白，脉沉细无力。证属肝肾阴虚，冲任失摄。治宜补益肝肾，益气固摄。拟用安老汤加味：人参10g，生黄芪30g，熟地黄 20g，山萸肉 10g，阿胶（烊化）10g，芥穗炭 3g，当归 16g，焦白术 10g，炒香附 3g，木耳炭 10，白芍 20g，三七粉（分 2 次冲服）6g，甘草 3g。水煎服，每日 1 剂，早晚各服 1 次。药服 3 剂，阴道流血量明显减少，小腹无坠痛，仍有腰痛，将上方加川续断 10g，继服 3 剂。阴道已无流血，腰腹已不痛，再服 3 剂，诸症均失。2 个月后，又发现有少量阴道流血，色淡质稀，仍以前方连服 6 剂，前证又消失，无其他临床症状，后用人参归脾丸连服 1 个月调理，以固其效，随访至今，未再复发。（高建民，孙夫东 . 安老汤加味治疗老妇经断复行 [J]. 现代中西医结合杂志，1998（02）：220.）

2. 崩漏

吴某，28 岁，1985 年 7 月 11 日初诊。患者崩漏 20 余日，经多方医治未见好转，量多如注，面色苍白无华，四肢无力，腰部酸软，头晕耳鸣，舌淡红苔白，脉细弱按之若无。此属脾肾两亏，冲任不固，治拟补益脾肾，固摄冲任，用安老汤加减：黄芪 30g，党参 30g，白术 15g，生甘草 5g，熟地 20g，枸杞子 10g，荆芥炭 10g，木耳炭 10g（研吞），煅牡蛎 30g。3 剂后经血已止，原方去二炭加升麻 5g，当归 10g，菟丝子 10g。再服 5 剂，诸证好转而愈。（王仁尧 . 安老汤在妇科病中的应用 [J]. 浙江中医学院学报，1992（06）：12.）

3. 子宫出血

李某某，女，48 岁。经期过后阴道仍然出血，淋漓不断 20

余天，前来门诊就诊。望其面色萎黄，身疲乏力，舌淡苔少，脉细而弱，查血压 105/60mmHg。自诉患病 2 年余，曾不间断服用各种药物罔效。以安老汤加贯众炭 5g，10 剂，出血基本停止，但新增腹痛且有少量瘀血块出现。又以原方去黑芥穗、木耳炭，加蒲黄 12g、五灵脂 12g、泽兰 15g、元胡 12g，6 剂。再来复诊时出血完全停止，其他症状亦再未出现，后又以原方 6 剂巩固之。半年追访，月经周期完全正常。（赵刚 . 安老汤治疗子宫出血 60 例 [J]. 内蒙古中医药，2012，31（21）：54.）

4. 月经先期

丁某，36 岁，1985 年 6 月 9 日初诊。患者开始月经提前五六天，继而提前十余日，近来半月一行，量多色淡，四肢酸麻，腰背酸痛不耐久立，胃纳尚可，二便无殊，舌质淡，苔薄白，脉细弱。证属脾肾虚亏，冲任不固，用安老汤加减：黄芪 30g，党参 30g，白术 15g，甘草 5g，熟地 18g，枸杞子 12g，阿胶 15g，杜仲 10g，荆芥炭 10g，木耳炭 10g（研吞）。3 剂后月经即止，原方减去二炭加淮山药、桑寄生，连服 15 剂，月经恢复正常。（王仁尧 . 安老汤在妇科病中的应用 [J]. 浙江中医学院学报，1992（06）：12.）

5. 滑胎

石某，28 岁，1987 年 3 月 16 日初诊。诉滑胎已 3 次，现怀孕 4 月余，近日来阴道有少量流血，伴有腹痛，腰酸，头晕，身倦乏力，舌淡，边有齿痕，脉虚弱无力。证属脾肾两虚，胎元不固，治拟大补脾肾、固摄胎元：黄芪 30g，党参 30g，白术 30g，熟地 30g，淮山药 15g，川断 15g，山萸肉 15g，甘草 5g，砂仁 5g，荆芥炭 10g，贯众炭 10g，木耳炭 10g（研细分吞）。3 剂后阴道流血即止，腰酸腹痛减轻，原方去三炭加菟丝子 10g，嘱每月间服 10 剂，足月分娩。（王仁尧．安老汤在妇科病中的应用 [J]．浙江中医学院学报，1992（06）：12.）

现代药理研究：

据现代药理研究：贯众、益母草对子宫有收缩作用；仙鹤草可使周围血管收缩而止血，促进血凝，与益母草之行血祛瘀相辅相成。全方具有补气、滋阴、养血、止血的作用，用此方为主治疗子宫肥大症，临床效果颇为满意。（姚淑华，郭梅樱，傅忠全，等．安老汤为主治疗子宫肥大症 62 例 [J]．长春中医学院学报，1995（02）：39.）

临证参考：

1. 年过半百的妇女，即使肝肾之中的阴液没有亏损，气血也必然已经虚衰，因此，治疗年老经水复行时千万不能只考虑肝肾阴液亏损，却忽略了年老妇女的气血必然虚衰。傅青主以大补肝脾之气与血为主，兼补肾阴，这是正确的。

2. 肝气偏盛，左脉弦劲者，加炒白芍、生龙牡养阴平肝；胸胁不舒者，加柴胡、苏梗疏肝理气；失眠心悸者，加远志、桂圆肉、五味子安神定志；出血量多者，加三七，并加大黑芥穗之量以止血归经。

3. 在现代医学中，针对经断复来的患者要给予高度的重视，必须通过一系列检查手段，例如妇检，妇科超声，子宫内膜诊刮，宫颈 TCT、HPV 筛查等等，以明确出血原因，排除恶性病变，进行针对性治疗。

十八、宣郁通经汤

来源：《傅青主女科·调经·经水未来腹先疼二十一》

组成： 白芍（五钱，酒炒）　当归（五钱，酒洗）　丹皮（五钱）　山栀子（三钱，炒）　白芥子（二钱，炒，研）　柴胡（一钱）香附（一钱，酒炒）　川郁金（一钱，醋炒）　黄芩（一钱，酒炒）　生甘草（一钱）

用法： 水煎服。

功用： 补肝血，解肝郁，利肝气，降肝火。

主治： 肝郁化火之痛经（妇人经前腹痛数日，而后经水行，经来多紫黑块）。

效果： 连服四剂，下月断不先腹疼而后行经矣。

治法： 补肝之血，而解肝之郁，利肝之气，而降肝之火。

歌括： 经水未来腹先痛，热极不化郁火攻。

紫黑成块因怒泄，宣郁降火有奇功。

通经芍归丹栀充，白芥柴胡香附雄。

郁金黄芩生甘草，连服四剂经自通。

方解： 方中重用当归、白芍养血柔肝，当归、白芍均归肝肾经，都能养血补血，当归又为"血中之气药"，补血之中尚助气之运行，白芍又兼平肝、柔肝之效，二者配伍则能养血调肝，常用于血虚肝郁或阴虚肝郁之月经病、妊娠病、不孕症等。且白芍为酒炒，当归为酒洗，均为借酒之温通行散之力来达到温经止痛的效果。傅氏宣郁通经汤主泄肝中之火当以清热却用当归这一温药，是取其性温质润，长于补血，为补血之圣药，兼有调经活血止痛之功效，并可平调诸药寒凉之性，以防寒凉之性过强，过犹不及。柴胡与郁金疏肝解郁，畅通血行，制香附透气入营，理气活血止痛，丹皮性寒入血分以清血热，栀子、黄芩和白芥子合用苦寒以清泻里热，佐生甘草清热解毒，并调和诸药。诸药合用，共奏开郁清热、化瘀止痛之功，使郁开热退，瘀除则痛止。

医论：

元代朱丹溪在《格致余论》中论述经前及经后痛经：将行作痛者，气之滞也；行后作痛者，气血虚也。朱丹溪认为月经将来腹先痛是由于气滞，月经来后腹痛是由于气血亏虚。

《傅青主女科》中对于经水未来腹先疼的论述：妇人有经前腹疼数日，而后经水行者，其经来多是紫黑块。人以为寒极而然也，谁知是热极而火不化乎。夫肝属木，其中有火，舒则通畅，郁则不扬。经欲行而肝不应，则抑拂其气而疼生。然经满则不能内藏，而肝中之郁火焚烧，内逼经出，则其火亦因之而怒泄。其紫黑者，水火两战之象也；其成块者，火煎成形之状也。经失其为经者，正郁火内夺其权耳。治法似宜大泄肝中之火。然泄肝之火，而不解肝之郁，则热之标可去，而热之本未除也，其何能益？方用宣郁通经汤。

此方补肝之血而解肝之郁，利肝之气而降肝之火，所以奏功之速。傅山认为经水未来腹先疼是肝郁气滞，肝郁化火所致，故用宣郁通经汤补肝血、解肝郁、利肝气、降肝火。

清代徐大椿《女科指要》载：寒凝紧盛，迟细虚寒，热结于血或洪或数，血少挟热，弦数涩芤，水停沉细，滑必痰凝，风冷脉浮，沉则气滞。经前腹痛，气血之滞。经后刺疼，血室之虚。徐大椿认为经前腹痛属实，为气血阻滞，经后腹痛属虚，为血室空虚。

清代林佩琴《类证治裁》记录的一则医案：肖氏，经前腹痛，经后淋沥，胀满食减，脉虚小。系冲任血滞，而主治宜在脾。用香附（姜制）、砂仁、茯苓、白术、炙草、当归、白芍（桂木炒）、木香、延胡（酒炒）、杜仲（姜汁炒）、续断，神曲糊丸。姜汤下，一料宿疴愈而获孕。

临床应用：

宣郁通经汤可应用于肝郁化火之痛经，赤带、乳腺小叶增生、反复顽固性上呼吸道感染的治疗。

1. 痛经

患者，女，30岁，已婚未育，2002年10月初诊。主诉：2002年7月发现左卵巢有 4cm×5cm 囊实性肿物，连续3个月于月经后检查左附件均有 4cm×5cm 囊实性肿物。经期腹痛6年，并逐渐加重，伴性交痛，小腹冷痛，结婚6年未孕。月经周期规律，经量较多，暗红色，有血块，经前心烦易怒，口渴喜冷饮，乳房胀痛。妇科检查：子宫前位，正常大小，质中，子宫后壁有结节，触痛明显，骶韧带有触痛；左附件囊性肿物有压痛，活动欠佳，右附件（–）。舌边红，脉薄黄、脉弦数。给予宣郁通经汤，于每次月经前7天口服，连服半年。以后每3个月复查B超1次，监测左附件囊肿。服药后痛经明显减轻，5个月痛经缓解，性交痛消失。2003年1月复查左附件囊肿缩小。2003年4月复查左卵巢囊肿消失。以后继续每3个月复查1次，2004年10月足月分娩一女。定期随访，至今未复发。（林彤，程慕溪.对傅青主"宣郁通经汤"治疗痛经的认识与应用 [J]. 北京中医药，2008（07）：519–520.）

2. 赤带

患者，女，22岁，学生，2005年10月21日初诊。2年来，患者月经间期出现白带色红，淋沥不断7～8天，伴腹痛、腹胀、食欲差，若食多，则易消化不良，经血有黑血块。曾用消炎止血药，效不佳。患者平素心重，每遇学习压力大或心情不愉快时症状加重。查：舌尖略红，苔薄黄，脉弦滑。此为肝郁化火，脾失健运，湿热下注所致。药用：当归30g，白芍30g，香附9g，郁金9g，牡丹皮9g，栀子9g，黄柏9g，白芥子9g，柴胡6g，甘草3g。每日1剂，水煎服。3剂后，赤带量少，色淡，腹痛减轻。守方继服5剂，赤带愈，腹小痛，饮食精神转佳，4天后月经来潮，血块明显减少。2个月后随访，未再有赤带出现。（高仰秀.宣

郁通经汤新用 [J]. 中国中医药信息杂志，2007（02）：71.）

3. 乳腺小叶增生

呼某，女，42 岁。1998 年 6 月 4 日初诊。患者经前腹痛，伴双侧乳腺疼痛 2 年。每次疼痛随经期而起落，乳腺渐增大而不能消退，疼痛呈持续性。查：双侧乳腺可扪及条索状大小不等的多个片块状肿物，活动性良好，正值经期，仍伴有痛经、口干、口苦，经色呈紫褐色，有瘀血块，舌红、尖有瘀斑、瘀点、苔薄黄。诊为乳癖，肝经郁滞型，拟方宣郁通经汤加味：当归 15g，丹皮 l5g，栀子 10g，醋柴胡 6g，香附 3g，黄芩 9g，甘草 3g，白芥子 6g，夏枯草 20g，川楝子 15g。7 剂，每日 1 剂，水煎服，服后用药渣外敷乳腺疼痛处。6 月 12 日二诊，患者经期已过，下腹痛消失，乳腺疼痛也明显减轻，乳腺内条索状物变小，原方加牡蛎、丹参、淫羊藿。继服 30 剂，诸症消失，乳腺增生消退。随访 1 年未发。（崔万胜，李毓敏，崔凤莲. 宣郁通经汤治疗乳腺小叶增生症体会 [J]. 山西中医，2002（S1）：44-45.）

4. 反复顽固性上呼吸道感染

患者，女，20 岁，学生，2002 年 12 月 8 日初诊。患者近半年来，反复出现咽痛、咳嗽、咯痰、发烧，约 10 多次，前几次输青霉素、病毒唑，1 周后可治愈，后用上药无效，改用先锋 V 号、清开灵等，10 多天才能治愈，严重影响学习。本次用西药症状稍缓解，家长要求中药治疗。查：咽部充血、色黯，扁桃体 I 度肿大，心肺（-），大便干，舌质黯，舌尖及舌边布满瘀点，舌苔薄黄，脉涩。追问月经史，诉14岁初潮，前3年正常，近3年，经来腹痛，有紫血块，周期尚正常，伴乳房胀痛、腹胀不适，每次需服延胡止痛片或去痛片，甚者需打止痛针方能见效。辨证为肝郁日久化火，火煎成瘀。药用酒白芍15g，酒当归15g，牡丹皮15g，栀子9g，白芥子6g，柴胡6g，香附6g，郁金6g，黄芩6g，甘草6g。每日1剂，水煎服。4剂后，经来腹痛大减，效不更方。继服上方10剂后，舌尖瘀点已消，唯舌边仍有瘀点，服药期间未再出现上呼吸道感染症状，嘱患者除月经期停用外，继服上方，柴胡、香附、郁金、黄芩减半，直至舌边瘀点消失。3个月后随访，诉三诊后又服上药8剂，舌边瘀点已消失，此间未再出现上呼吸道感染，经期已不腹痛亦无血块，病已治愈。（高仰秀 . 宣郁通经汤新用 [J]. 中国中医药信息杂志，2007（02）：71.）

现代药理研究：

宣郁通经汤比单纯给予米非司酮更能有效减轻 EMS 痛经患者临床症状，调节 CH4. CA125 水平。（韩淑敏 . 宣郁通经汤加减治疗子宫内膜异位症痛经的效果研究 [J]. 临床研究，2020，28（05）：129-130.）

白芍具有抗炎、镇痛、保肝的作用；当归具有促进造血功能、抑制血小板聚集、抗血栓、增强免疫的作用；牡丹皮、栀子都有解热、抗炎、镇静镇痛、保肝的作用；柴胡具有解热抗炎、镇静镇痛、抗抑郁的作用；黄芩具有抗炎、抗过敏、解热、抗病毒的作用。诸药合用，用以抗炎、解热、补血、抗抑郁。

临证参考：

1. 经水未来腹先疼是由于素日情志不畅肝气抑郁，郁而化火所致。其病机是气随血行，气滞则血瘀而流行不畅，故经水未来之前出现腹痛。临床治疗可以在清肝火、补肝血、解肝郁的基础上，增加活血化瘀之品，疗效更佳。

2. 少腹疼痛而舌红脉数者，加川楝子、元胡理气止痛；经行不畅者，加红花、桃仁活血通经。

3. 本病应与现代医学的痛经相鉴别。如继发性痛经的盆腔炎性疼痛，子宫内膜异位症，或由于女性激素分泌不协调，亦可发生子宫痉挛性收缩而出现剧烈的经行腹痛，必要时要做相关的妇科检查。

十九、调肝汤

来源：《傅青主女科·调经·行经后少腹疼痛二十二》

组成： 山药（五钱，炒）　阿胶（三钱，白面炒）　当归（三钱，酒洗）　白芍（三钱，酒炒）　山萸肉（三钱，蒸熟）巴戟（一钱，盐水浸）　甘草（一钱）

用法： 水煎服。

功用： 平调肝气，既能转逆气，又善止郁疼。

主治： 肝肾亏损之痛经（妇人有腹疼于行经之后者）。

效果： 经后之症，以此方调理最佳。

治法： 以舒肝气为主，而益之以补肾之味，则水足而肝气益安，肝气安而逆气自顺。

歌括： 行经之后少腹痛，气血非虚肾水空。

无水润肝木克土，相争气逆痛自生。

调肝山药炒阿胶，当归山萸与白芍。

巴戟甘草同煎服，调平肝气此方妙。

方解： 方中山药、山萸肉、巴戟补肾中之精，阿胶滋阴以生肾水，当归活血止痛，白芍柔肝止痛，这里白芍为酒炒，当归为酒洗，亦为借酒之温通行散之力来达到温经止痛的效果。

其中白芍是取其养血敛阴、缓急止痛之效，补中有收，抑木扶土，善调补气血，立足妇女之根本，调肝而不伤肝。甘草缓急止痛。补肾水以泄肝中之火，水足而肝气得安，肝气得安则脾气，故肝肾得滋，精血充沛，冲任得养，疼痛得止。

医论：

《傅青主女科》中对于行经后少腹疼痛的论述：妇人有少腹疼于行经之后者，人以为气血之虚也，谁知是肾气之涸乎。夫经水者，乃天一之真水也，满则溢而虚则闭，亦其常耳。何以虚能作疼哉？盖肾水一虚，则水不能生木，而肝木必克脾土，木土相争，则气必逆，故尔作疼。治法必须以舒肝气为主，而益之以补肾之味，则水足而肝气益安，肝气安而逆气自顺，又何疼痛之有哉！方用调肝汤。

此方平调肝气，既能转逆气，又善止郁疼。经后之症，以此方调理最佳。不特治经后腹疼之症也。

傅山认为经后腹痛是由于肝肾亏损，应舒肝补肾。

清代黄元御《四圣心源》载：其痛在经后者，血虚肝燥，风木克土也。以经后血虚，肝木失荣，枯燥生风，贼伤上气，是以痛作也。黄元御提出痛在经后者，属血虚肝燥。治经后腹痛用当归、地黄、芍药、桂枝、茯苓、首乌各三钱，甘草二钱。

临床应用：

调肝汤可治疗肝肾亏损之痛经、闭经、产后腰痛、阴痒。

1. 痛经

任某，女，17岁，中学生，14岁月经初潮，经期4～6天，周期尚准，经量一般，色紫暗有块，小腹疼痛剧烈，不能正常学习，伴头晕，唇青肢冷，不能食，甚则呕吐。直至经行第三天之后，上述症状始得缓解。现经行第四天，经量已少，但小腹仍胀痛，得温则舒，口淡不食，大便两天1次，小便正常。平时带下量多，色白质稀。脉虚细，苔薄白，舌质淡，面色萎黄。证属脾肾阳虚，寒凝血滞之痛经。拟温经散寒，养血调经为治。药用：制附子（先煎）、巴戟天、当归、川芎各10g，白芍、熟地各15g，山茱萸、党参、山药各12g，益母草10g，艾叶、吴茱萸、炙甘草各6g。每日1剂，连服3剂。二诊：服药后，腹痛止，现经净，仍畏寒肢冷，带下量多，身倦乏力，纳食一般，大便2天1次，舌淡苔薄白，脉细。仍治以温补脾肾为主，方药：山茱萸12g，山药15g，阿胶（烊化）、当归、巴戟天、仙灵脾各10g，白芍12g，党参15g，白术12g，炙甘草6g。水服，每天1剂，连服12剂。三诊：畏寒怕冷、乏力减轻。现值月经前，治以温肾补脾，活血调经，理气止痛，药用：山茱萸12g，山药15g，白芍20g，当归、巴戟天、仙灵脾、川芎各10g，炙甘草、川牛膝各6g，泽兰、元胡各10g，肉桂6g，益母草12g。水煎服，每天1剂，连用8剂，服至月经干净。如此遵前法又连续治疗两个月经周期，经来腹痛止，诸症消失。半年后随访未再复发。（姬淑琴.傅青主调肝汤加减治疗痛经60例[J].四川中医,2001(09):

53–54.）

2. 闭经

刘某，女，32 岁，工人，已婚。患者孕 2 产 1。17 岁初潮，平日多后期而至，量少色淡，质稀，末次月经 2004 年 6 月。于 2005 年 4 月足月顺产 1 胎，产时出血量多，出院后阴道不规则出血 50 天，经门诊中西药止血治疗近 1 周，阴道仍有少量出血，时有时无。此后患者经常出现头晕耳鸣，腰膝酸软，一年来未经治疗。2006 年 11 月 10 日就诊，月经一年余未见来潮，伴见形体消瘦，面色失华，头晕乏力，耳鸣，失眠，五心烦热，易燥，阴毛、腋毛稀少，舌红少苔，脉弦细。妇科检查：外阴轻度萎缩，颜色较暗，阴道干涩无分泌物，子宫偏小，子宫附件处无包块。诊断：闭经；证属：肝肾阴虚，冲任失调。治疗：益肾柔肝，调理冲任。方药：调肝汤加减。山萸肉 9g，山药 15g，阿胶 9g，当归 9g，白芍 9g，巴戟 3g，菟丝子 9g，龟板 10g，川牛膝 9g。水煎服，2 剂 / 天。15 剂后自觉症状明显改善，月经来潮量少，色淡红，效不更方，继用前方 10 余剂，巩固疗效。（王艳，赵西侠，杨鉴冰 . 调肝汤治疗妇科疾病典型病例分析 [J]. 陕西中医学院学报，2009，32（01）：28–30.）

3. 产后腰痛

谢某，女，26 岁。初诊日期：1986 年 6 月 6 日。患者 14 岁月经初潮，期、量、色、质均正常。孕 2 产 1 流 1，于

1986 年 6 月 1 日行人工流产术。术后 5 天即出现腰部疼痛，伴足跟痛，头眩，手足心热，面红颧赤，脉弦细数。治法：滋阴补肾，养血柔肝；方用调肝汤加减。处方：山药 15g，阿胶 15g，当归 20g，白芍 15g，山茱萸 15g，巴戟天 10g，甘草 10g，熟地黄 15g，川楝子 15g。每日 1 剂，水煎，早晚分服。服药 7 剂后，诸症好转。继服 10 剂，病瘥。（邓颖，王雪莲，韩延华 . 调肝汤——古方今用 [J]. 上海中医药杂志，2014，48（11）：67–68.）

4. 阴痒

李某，女，48 岁。初诊日期：2005 年 5 月 9 日。患者 15 岁月经初潮，期、量、色、质均正常，47 岁绝经。近 3 个月自觉阴部有灼热痒痛感，曾外用妇炎洁等洗剂，其痒痛未缓解。近 1 年烘热汗出，耳鸣口干，腰酸，记忆力减退；舌红、苔少，脉细数。妇科检查：外阴皮肤萎缩，干涩发红，有抓痕；阴道通畅，黏膜潮红，分泌物量较多、色淡黄、质稠；宫颈柱状，表面光滑。治法：滋补肝肾，清热止痒；方用调肝汤加减。处方：山药 20g，阿胶 15g，当归 20g，白芍 20g，山茱萸 15g，巴戟天 10g，甘草 10g，黄柏 15g，黄芩 15g，知母 15g。每日 1 剂，水煎，早晚分服。服药 5 剂后，上述症状明显好转。守上方继服 10 剂，以巩固疗效。（邓颖，王雪莲，韩延华 . 调肝汤——古方今用 [J]. 上海中医药杂志，2014，48（11）：67–68.）

现代药理研究：

调肝汤中的主要药物均有促进造血功能的作用：山茱萸多糖对环磷酰胺致白细胞减少症小鼠不仅有升高白细胞、增加骨髓有核细胞数及 DNA 含量的作用，对红系造血也有促进作用；巴戟天的铁含量较高，有促进造血干细胞增殖，诱导定向分化的作用；怀山药提取物能升高外周血 RBC、Hb 水平，阿胶有强大的抗贫血作用，其活性组分能增加骨髓 CD34+ 抗原表达，保护骨髓造血干 / 祖细胞；当归多糖能显著升高外周血象；白芍通过对 IL-3、TNF-α 的影响，有较好的补血作用。（赵平，刘伟伟，张亮，等.调肝汤治疗肾性贫血的临床研究 [J].辽宁中医杂志，2016，43（05）：985-987.）

可有效地改善患者血清雌二醇、卵泡刺激素、促黄体生成素的水平，提高其妊娠的成功率。（吴国珍.调肝汤加减方治疗肾虚肝郁型卵巢储备功能下降的效果观察 [J].当代医药论丛，2019，17（08）：199-200.）

临证参考：

1.傅氏认为"经前、经后腹痛二方极妙，不可加减。若有别症，亦宜此方为主，另加药味治之。原方不可减去一味"。可见其理法严谨，用药精到，但临床上痛经大多寒热夹杂，虚实相兼，还须辨证运用。

2．小腹胀痛者，加乌药、柴胡理气止痛；腹冷畏寒者，加肉桂、吴茱萸散寒温经；纳差便溏者，加砂仁、鸡内金、炒白术健脾助化；腰困膝软者，加杜仲、枸杞子壮腰益肾；经后腰困带下甚者，加白术、柴胡、防风健脾舒肝；经后头晕，加枸杞子、天麻、菊花健脑升阳，经后阴中疼痛，加藁本、白芷理气止痛。

二十、顺经汤

来源：《傅青主女科·调经·经前腹疼吐血二十三》

组成：当归（五钱，酒洗）　大熟地（五钱，九蒸）　白芍（二钱，酒炒）　丹皮（五钱）　白茯苓（三钱）　沙参（三钱）　黑芥穗（三钱）

用法：水煎服。

功用：补肾调经和血。

主治：肝经郁火，肾阴亏虚之经前吐血，伴见腹痛的"倒经"或"逆经"（妇人有经未行之前一二日，忽然腹疼而吐血）。

效果：一剂而吐血止，二剂而经顺，十剂不再发。

治法：于补肾调经之中，而用引血归经之品，是和血之法，实寓顺气之法也。

歌括：经前腹痛吐血浆，误认火热乃荒唐。

肝气不舒经逆上，治宜顺气补肾良。

顺经当归熟地黄，芍丹茯沙芥穗襄。

一剂吐止二经顺，连服十剂永泰康。

方解：方中用丹皮、白芍泻厥阴肝经之火，敛肝阴柔木性，配熟地滋肾水以济火，且熟地九蒸可以冲和五脏之性，加强其补血填精的功效。沙参甘寒清肺热祛痰火，又能降逆安中，同白芍为平肝清肺要药，成酸甘化阴之妙。当归补养耗损之血，又能活血行经，与白芍、丹皮、荆芥穗、茯苓等配伍补血和血。茯苓安宁初耗之神，芥穗炒黑能引血归经以止血，清火安血，又寓有顺气调肝以降逆之意。综观方药，补肾调经之中而用引血归经之品，是和血之法。血随气为行止，气安则血安，气动则血动，因而又实属顺气之法，药仅 7 味，合而用之，使得肝气得降，肾气自顺。

医论：

元代朱丹溪的《金匮钩玄》载：经血逆行，或血腥，或唾血、吐血，用韭叶汁，立效。朱丹溪认为逆经服用韭菜汁，可以见效。

《傅青主女科》中对于经前腹痛吐血的论述：妇人有经未行之前一二日忽然腹疼而吐血。人以为火热之极也，谁知是肝气之逆乎。夫肝之性最急，宜顺而不宜逆。顺则气安，逆则气动。血随气为行止，气安则血安，气动则血动，亦勿怪其然也。或谓经逆在肾不在肝，何以随血妄行，竟至从口上出也，是肝不藏血之故乎？抑肾不纳气而然乎？殊不知少阴之火急如奔马，得肝火直冲而上，其势最捷，反经而为血，亦至便也，正不必肝不藏血，始成吐血之症。但此等吐血与各经之吐血有不同者，盖各经之吐血，由内伤而成；经逆而吐血，乃内溢而激之使然也。其症有绝异，而其气逆则一也。治法似宜平肝以顺气，而不必益精以补肾矣。虽然经逆而吐血，虽不大损夫血，而反复颠倒，未免太伤肾气，必须于补肾之中，用顺气之法，始为得当。方用顺经汤。

此方于补肾调经之中，而用引血归经之品，是和血之法，实寓顺气之法也。肝不逆而肾气自顺，肾气既顺，又何经逆之有哉！傅山认为经前吐血是由于肝经郁火，肾阴亏虚，应补肾顺气。

清代沈又彭在《沈氏女科辑要笺正·月事异常》中写道：倒经一证，亦曰逆经，乃有升无降，倒行逆施，多由阴虚于下，阳反上冲，非重剂抑降，无以复其下行为顺之常。甚者且须攻破，方能顺降。盖气火之上扬，为病最急。沈又彭认为逆经属阴虚于下，阳反上冲，当用重剂顺降。

清代柴得华《妇科冰鉴》载：若经前吐血衄血者，乃热壅迫其血也，三黄四物汤。柴得华则认为经前吐血衄血是热壅所致，应服用三黄四物汤。

临床应用：

顺经汤可应用于经期鼻衄、经行咯血、更年期综合征。

1. 经期鼻衄

胡某，女，34岁，从半年前开始，每逢经期双鼻腔间歇性出血，量较多，有时需行鼻腔纱条填塞，口服云南白药后，鼻出血停止。检查鼻腔未见明显新生物，鼻中隔不偏曲，中隔黏膜渗血，色鲜红；副鼻窦 CT 提示筛窦、上颌窦未见明显异常；血常规正常。证见：鼻衄时作时止，头昏眼花，精神疲乏，心烦潮热，咽干口渴，经期量少，大便干燥，舌红少津，脉细数。证属素体阴虚血热，加之经期冲气旺盛，虚火上扰鼻窍，迫血妄行。治宜养阴清热，引血下行，方选顺经汤加味：当归 10g、生地 10g、沙参 10g、白芍 10g、茯苓 10g、牡丹皮 10g、牛膝 10g、阿胶 10g、栀子 10g、枸杞子 10g、制军 6g、瓜蒌仁 10g、旱莲草 10g。月经前 6 天开始服药，每日一帖，水煎温服，连服数天，药后经期未见鼻衄，下次月经前再服前方数帖巩固疗效。随访 1 年，未复发。（杨玉衡.顺经汤加味治疗经期鼻衄 36 例 [J].黑龙江中医药，2005（06）：16.）

2. 经行咯血

吴某，女，34 岁，干部。自诉：每届月经来潮之前或行经之中，即喉痒，咳嗽，咯血已几年，延医多处，疗效不显。本月经期将至，又出现咳嗽，咯血色红量多，伴心烦，胁胀，口干舌苦，急躁易怒，便干尿赤。经胸部 X 光摄片提示：两肺未见实质性病变。脉弦数，舌质红，苔薄黄。证乃肝火上逆，肝血上行所致。治宜平肝顺气，引血下行，方用顺经汤加味：柴胡 9g，郁金 10g，山栀 10g，牡丹皮 10g，生地 15g，沙参 15g，当归 10g，白芍 10g，荆芥炭 10g，牛膝 15g，3 剂，服法：每日 1 剂，水煎服。复诊：患者感咳嗽减轻，咯血量少，月经来潮，色红，量少，再诊时，咯血停止，诸证消失，月经基本干净。嘱其在每届月事来潮咯血未出现之前，即煎服上方，每日 1 剂，连服 5 ~ 6 剂，连续 3 个月，月经按期，未见咯血，随访半年未再发。（付海根.顺经汤加味治疗经行咯

血 [J]. 湖南中医药导报，1996（05）：52–53.）

3. 更年期综合征

赵某，47 岁，教授，患者 2 年前月经开始紊乱，1 年前绝经，现头晕，耳鸣，精神抑郁，虚烦难寐，周身汗出。经某医院确诊为更年期综合征。服用更年康和其他西药疗效不显。刻诊：面色萎黄，烘热汗出，头晕耳鸣，精神忧郁，虚烦难寐，睡中易惊，体倦乏力，舌红，苔微黄腻，脉弦细。辨证为肝郁肾虚，枢机不利。治宜和肝调气，滋补肝肾。予顺经汤加减：当归 15g，牡丹皮 10g，生地黄 30g，炒白芍药 15g，沙参 10g，石斛 30g，郁金 10g，黄芩 10g，五味子 6g，龙齿 20g，竹茹 10g。服药 6 剂，自觉精神转佳，烘热汗出减少。夜能入睡，但仍虚烦懊恼，口干微苦。辨证为郁久化火，火扰心神。前方加栀子 10g，继服 6 剂，诸症大减。又守方 10 剂，再配合七宝美髯丹早、晚各 1 丸口服，并结合精神疗法治疗，病告痊愈。随访 10 个月未见复发。（杨再山，王新才. 顺经汤加减配合精神疗法治疗女性更年期综合征 45 例 [J]. 河北中医，2000（03）：193.）

现代药理研究：

顺经汤加减方治疗肾阴虚型月经过少，简便易行，疗效显著。在顺经汤的基础上去荆芥穗加女贞子、旱莲草、川芎、菟丝子、山茱萸等滋补肾阴之药，可通过促进子宫血管的周期性重建和子宫内膜血管增生修复，增加子宫血液供应，改善内膜血流灌注和内膜营养，使子宫内膜增厚进而增加月经量。（徐小娜，杨怡. 顺经汤加减治疗肾阴虚型月经过少 30 例临床观察 [J]. 内蒙古中医药，2012，31（20）：4-5.）

临证参考：

1. 本病病程较长，一般需调治 2 ~ 3 个月经周期，才能巩固疗效。并嘱患者少吃刺激性食物，力戒忿怒。

2. 本方可酌加麦冬、元参、白茅根、旱莲草等养阴止血；若燥咳甚，可去当归，加百合、马兜铃；吐衄较重，减当归，以生地易熟地，并酌加藕节、侧柏叶；烦热较重，可加地骨皮、银柴胡、知母；经量过少，加泽兰、卷柏；口干苔黄，大便干者，加熟军、焦栀子清热泻火；小腹绞痛，脉弦大者，加重白芍之量，并加益母草活血止痛；心慌、寐不安者，加五味子、竹叶、麦冬安神定志；舌红脉细，阴亏者，加生地、知母滋阴清热。

3. 临床遇到经行吐衄者应排除是否有鼻腔的器质性病变，为准确辨证提供依据。

二十一、温脐化湿汤

来源：《傅青主女科·调经·经水将来脐下先疼痛二十四》

组成：白术（一两，土炒）　白茯苓（三钱）　山药（五钱，炒）　巴戟肉（五钱，盐水浸）　扁豆（炒，捣，三钱）　白果（十枚，捣碎）　建莲子（三十枚，不去心）

用法：水煎服，必须经未来前十日服之。

功用：散寒除湿，温经止痛。

主治：寒湿凝滞之痛经（妇人有经水将来三五日前，而脐下作疼，状如刀刺者，或寒热交作，所下如黑豆汁）。

效果：四剂而邪气去，经水调，兼可种子。

治法：利其湿而温其寒，使冲任无邪气之乱，脐下自无疼痛之久矣。

歌括：经水来前三五天，脐下疼痛若刀穿。

经下色如黑豆汁，湿寒所致非热煎。

温脐化湿宜为先，白术茯苓山药莲。

巴戟扁豆与白果，煎服经来十日前。

方解：方中用白术除湿，利腰脐之气为君，茯苓以渗湿，白术甘温补中、健脾燥湿，茯苓甘淡渗利，两药合用，一健一渗，则脾土得健，水湿可除。巴戟、白果以通任脉之气，扁豆、山药、莲子以卫冲脉，更兼利湿。诸药合方，寒湿可除，血凝自化，经水自调，少腹自无疼痛之状。

医论：

《傅青主女科》中对经水将来脐下先疼痛的论述：妇人有经水将来三五日前而脐下作疼，状如刀刺者，或寒热交作，所下如黑豆汁，人莫不以为血热之极，谁知是下焦寒湿相争之故乎。夫寒湿乃邪气也。妇人有冲任之脉，居于下焦。冲为血海，任主胞胎，为血室，均喜正气相通，最恶邪气相犯。经水由二经而外出，而寒湿满二经而内乱，两相争而作疼痛，邪愈盛而正气日衰，寒气生浊，而下如豆汁之黑者，见北方寒水之象也。治法利其湿而温其寒，使冲任无邪气之乱，脐下自无疼痛之疚矣。方用温脐化湿汤。

此方君白术以利腰脐之气，用巴戟、白果以通任脉，扁豆、山药、莲子以卫冲脉，所以寒湿扫除而经水自调，可受妊矣。倘疑腹疼为热疾，妄用寒凉，则冲任虚冷，血海变为冰海，血室反成冰室，无论难于生育，而疼痛之止，又安有日哉！

傅山认为经水将来脐下先疼痛是由于寒湿凝滞，应当利其湿，温其寒，方用温脐化湿汤。

临床应用：

温脐化湿汤可应用于寒湿凝滞之痛经、寒湿型带下病。

1. 痛经

患者，女，28 岁，已婚，2014 年 9 月 24 日初诊。主诉：经行腹痛数年余。患者数年前曾泛舟游玩，不慎跌入水中，当晚适逢月经来潮，小腹剧痛，其后痛经不断。月经周期为 30d。末次月经 9 月 5 日，量少不畅，经色紫暗，夹血块，经行腹痛，以脐周为甚，喜温，纳眠尚可，二便调。舌暗，苔薄白，脉沉细。结合四诊及病史，此乃经前感受寒湿之邪，寒湿凝滞，与冲任相争而作痛。西医诊断：痛经。中医诊断：经行腹痛，证属寒湿凝滞。治当温经散寒、利湿止痛为法。方拟温脐化湿汤加减。处方：土炒白术 30g，茯苓 15g，山药 15g，巴戟天 15g，白扁豆 10g，莲子 15g，芡实 10g，枸杞子 15g，山萸肉 15g，北沙参 15g，石斛 15g，延胡索 15g，炙甘草 5g，7 剂。水煎服，每日 1 剂。2015 年 4 月 16 日二诊：患者诉服上述中药后痛经半年未发作，近期受凉后痛经再次发作。末次月经 3 月 25 日，经色暗红，经行腹痛，怕冷，喜温，手足发凉，纳眠可，大便溏，小便清。舌淡，苔薄白，脉沉迟。上方去枸杞子、山萸肉、北沙参、石斛、延胡索、炙甘草，加香附 10g 行气止痛，小茴香 10g、干姜 10g 温中止痛，炒薏苡仁 15g 健脾化湿，7 剂。水煎服，每日 1 剂。（张冬红，冉青珍 .《傅青主女科》中方药治疗痛经验案举隅 [J]. 中国民间疗法，2018，26（07）：52-53.）

2. 寒湿型带下病

胡继平、石曾育等人为了探讨温脐化湿汤加减治疗寒湿型带下病临床疗效，选用 94 例寒湿型带下病患者作为研究对象，采用温脐化湿汤加减治疗，连服 2 周，观察对比治疗前后临床症状改善情况。结果 94 例患者经过治疗后，痊愈 67 例，显效 12 例，有效 8 例，无效 7 例，总有效率为 92.6%。故温脐化湿汤加减治疗寒湿型带下病临床疗效显著，值得临床推广运用。（胡继平，石曾育，黄影，等．温脐化湿汤加减治疗寒湿型带下病 94 例临床疗效观察 [J]．亚太传统医药，2014，10（16）：64–65.）

现代药理研究：

温脐化湿汤在辨证治疗寒湿凝滞型子宫腺肌病方面具有较好的临床效果，可显著减轻患者痛经、排卵痛、慢性盆腔痛及疼痛持续时间，并可改善患者月经量过多、月经不调等，缩小病灶面积、降低血清 CA125 水平。（郑丽转，边文会，毕晓涛．温脐化湿汤对寒湿凝滞型子宫腺肌病相关疼痛治疗的疗效影响 [J]．河北中医药学报，2020，35（01）：45–47.）

临证参考：

1. 傅氏在此方中主要阐述了经前腹痛的发病机制是由于寒湿邪气侵入冲任二脉。临床上贪食生冷而引起的寒湿凝滞型痛经最为多见，在治疗上应在温经散寒除湿的基础上配伍活血行气之品，选方以少腹逐瘀汤、温经汤为多，同时也可应用外治法治疗本病，如针灸、艾灸等。

2. 临床在灵活运用辨证施治的基础上，还应该根据患者的生理、病理特点及所处的地理因素，认真观察患者体质之强弱、病邪之盛衰，根据兼症不同加减：经期气虚疲乏明显者，加黄芪、党参，大补元气；经期四肢冰凉、怕冷明显者，加制附片以补火助阳，逐风寒湿邪；有行经泄泻者，加大茯苓、薏苡仁的量，以健脾渗湿止泻；平时阳虚便秘者，加肉苁蓉以补肾阳、益精血、润肠通便；经期乳房胀痛者，加香附、郁金、白芍以疏肝止痛。

二十二、加减四物汤

来源：《傅青主女科·调经·经水过多二十五》

组成： 大熟地（一两，九蒸）　白芍（三钱，酒炒）　当归（五钱，酒洗）　川芎（二钱，酒洗）　白术（五钱，土炒）　黑芥穗（三钱）　山萸（三钱，蒸）　续断（一钱）　甘草（一钱）

用法： 水煎服。

功用： 养血益气，摄血调经。

主治： 血虚之经水过多（妇人有经水过多，行后复行，面色萎黄，身体倦怠，而困乏愈甚者）。

效果： 四剂而血归经矣。十剂之后，加人参三钱，再服十剂，下月行经，适可而止矣。

治法： 大补血而引之归经。

歌括： 经水过多行复行，面黄体倦色不荣。

病非血热有余故，血不归经此病生。

加减四物地芍并，归芎白术与黑荆。

山萸续断生甘草，数服血自归经程。

方解： 方中四物乃补血养阴调经之因。熟地黄甘温味厚，而质柔润，长于滋阴养血，为君药。当归补血养肝，和血调经，为臣药。佐以白芍养血柔肝和营，川芎活血行气，调畅气血。其中地芍为阴柔之品，与辛温之归芎相配，则补血而不滞血，和血而不伤血。加减四物汤以白术健脾祛湿，益气摄血，黑芥穗通经络、逐生瘀新，与当归共用则引血归经，从而使血归常道，加山萸、续断益肾调冲任，止中有行，加甘草以调和诸药，诸药合用使血足而归经。全方补中寓行，行中蕴调，调中有引，使之各得其宜，终致"血足而归经，归经而自静矣"。

医论：

金代刘完素《黄帝素问宣明论方》载：当归龙骨丸治月事失常，经水过多，及带下淋沥，无问久新，赤白诸证，并产后恶物不止，或孕妇恶露，胎痛动不安，及大小儿痢泻，并宜服之。

明代万密斋在《万氏妇人科·调经章》中写道：凡经水来太多者，不问肥瘦，皆属热也，四物加芩连汤主之。

《傅青主女科》中对经水过多的论述：妇人有经水过多，行后复行，面色萎黄，身体倦怠，而困乏愈甚者。人以为血热有余之故，谁知是血虚而不归经乎。夫血旺始经多，血虚当经缩，今日血虚而反经多，是何言与？殊不知血归于经，虽旺而经亦不多；血不归经，虽衰而经亦不少。世之人见经水过多，谓是血之旺也，此治之所以多错耳。倘经多果是血旺，自是健壮之体，须当一行即止，精力如常，何至一行后而再行，而困乏无力耶？惟经多是血之虚，故再行而不胜其困乏，血损精散，骨中髓空，所以不能色华于面也。治法宜大补血而引之归经，又安有行后复行之病哉！方用加减四物汤。

夫四物汤乃补血之神品。加白术、荆芥，补中有利；加山萸、续断，止中有行；加甘草以调和诸品，使之各得其宜。所以血足而归经，归经而血自静矣。傅山认为经水过多是血虚，血不归经所致，应当大补血而引之归经。

临床应用：

加减四物汤可用于月经过多的治疗。

1. 月经过多

患者，女，40岁，工程师，已婚。初诊日期：2003年4月10日。诉月经量多12年，加重6个月。患者12年前因放置节育环致月经量多且淋漓，被迫取环后，虽经漏消失，然经量仍不减。近半年病情加重，经期量多如涌，且血块大而多，经色黯淡，每次用纸3～4包。经期小腹疼痛，块下痛减，经后头晕心悸，周期尚准，行经7天。末次月经2003年3月15日。诊见面色萎黄，手指及指甲淡白，唇色白，头晕乏力。舌淡黯，苔薄白，脉细弱。2002年12月16日曾行诊刮，病理报告：子宫内膜呈高度分泌。予西药治疗，效果不显。实验室检查，血色素65g/L，血小板13万/μL，出、凝血时间正常。妇科检查、B超检查提示：前位子宫、正常大小、双附件（－）。证属血虚血瘀，血不归经。拟先补血行瘀，引血归经。处方：熟地黄30g，白芍15g，当归15g，川芎6g，炒白术15g，荆芥穗3g，山茱萸15g，续断12g，甘草 6g，炒蒲黄 9g，五灵脂 12g。7 剂，1 剂 / 天，水煎服。（宋卓敏 . 加减四物汤治疗血虚型月经过多 32 例 [J]. 天津中医药，2005（02）：133.）

现代药理研究：

熟地中熟地多糖有增强体质、增强造血活性、抗氧化作用等多种功效；白芍具有补血作用，可升高白细胞数、骨髓有核细胞数、红细胞数和血红蛋白含量；山茱萸具有强心、抗心律失常作用，能够救脱及擅敛元气；当归具有造血功能，能增加外周血白细胞、红细胞、血红蛋白及骨髓有核细胞数；川芎具有抗心肌缺血、抗脑缺血、降血压等作用。诸药合用，用以补血益气、增强体质。

临证参考：

1. 四物汤在临床上应用广泛，所谓加减四物汤，必有减有加，结合本方主证：妇人有经水过多，行后复行，面色萎黄，身体倦怠，而困乏愈甚。出血量多，临证时可去温性活血之当归，加黄芪、党参补气之品，更加棕榈炭、生地炭、姜炭等炭类以止血。

2. 但是，此方绝对不能用来治疗血热型月经过多，否则会导致血热更为严重，月经反而更多。

二十三、健固汤

来源：《傅青主女科·调经·经前泄水二十六》

组成：人参（五钱）　白茯苓（三钱）　白术（一两，土炒）巴戟（五钱，盐水浸）　薏苡仁（三钱，炒）

用法：水煎服。

功用：暖土固肠，扶阳温肾。

主治：脾虚湿盛之经前或经期泄泻（妇人有经未来之前，泄水三日，而后行经者）。

效果：连服十剂，经前不泄水矣。

治法：补脾气以固脾血。

歌括：经未来时水先行，脾虚湿盛此病成。

治法不宜先治水，除湿补气法最灵。

健固汤中用人参，茯苓白术薏苡仁。

巴戟当用盐水浸，脾气日盛湿自运。

方解：方中人参、白术补气健脾，巴戟天一味补肾温阳，祛湿止带，其"善走肾经血分，能温肾助阳，强阴固精，散寒起萎，调经止带"，茯苓、薏苡仁健脾渗湿利小便，使奔趋大肠的水湿从小便排泄而止泄泻，全方共奏健脾温肾化湿之功。

医论：

《傅青主女科》中对经前泄水的论述：妇人有经未来之前，泄水三日，而后行经者。人以为血旺之故，谁知是脾气之虚乎。夫脾统血，脾虚则不能摄血矣。且脾属湿土，脾虚则土不实，土不实而湿更甚，所以经水将动，而脾先不固。脾经所统之血，欲流注于血海，而湿气乘之，所以先泄水而后行经也。调经之法，不在先治其水，而在先治其血。抑不在先治其血，而在先补其气。盖气旺而血自能生，抑气旺而湿自能除，且气旺而经自能调矣。方用健固汤。

此方补脾气以固脾血，则血摄于气之中，脾气日盛，自能运化其湿，湿既化为乌有，自然经水调和，又何至经前泄水哉。

清代吴谦的《妇科心法要诀》载：经行泄泻是脾虚，鸭溏清痛乃寒湿；胃弱饮伤多呕饮，食伤必痛吐其食。

傅山和吴谦都认为经期泄水是由于脾虚所致，傅山提出调经之法，在于先补脾气，脾气充盛，湿能自除，则经能自调。

临床应用：

健固汤可应用于经行泄泻、经间期出血、带下病、绝经前后诸症。

1. 经行泄泻

朱某，47岁，2001年6月18日初诊。经前经行泄泻5年，反复发作，查肠镜无异常。就诊时临经1天，大便稀溏，日行2～3次，无明显异味，小腹冷感，腰膝酸冷，臀部尤甚，面目浮肿，月经提前来潮，量多、质稀、色淡、无血块，疲乏无力，舌淡边有齿印，苔薄白微腻，脉沉迟。中医辨证属于脾肾阳虚，水湿下注。诊断为经行泄泻，拟补肾健脾、助阳利湿为法。服用健固汤加味治之，使肾气得固，脾气健运，湿浊乃化，泄泻自愈。药如：党参、茯苓、炒白术、巴戟天、补骨脂、仙灵脾、益母草各15g，肉豆蔻、制苍术、煨木香各10g，炒薏苡仁20g。服用此方治疗2个月经周期，第三个月，经前经行腹泻未作。停药观察半年未再发作。（蒋莉. 健固汤妇科临床新用[J]. 四川中医，2004（02）：65-66.）

2. 经间期出血

赵某，女，34岁，2012年3月7日初诊。近1年来每于月经干净后8天左右，阴道有少量出血，持续5～7天，月经周期基本正常，伴头昏腰酸，神疲乏力，有时作寒，大便或溏，腹胀矢气，小便频数，纳寐可，脉细弱，舌质淡红舌苔白腻。孕1产1，否认特殊病史。末次月经2012年2月21日。妇科检查及B超示子宫附件未见异常，尿液检查正常。西医诊断为排卵期出血。中医诊断为经间期出血。中医辨证为肾阳虚证。治宜健脾助阳，益气摄血调周。方用健固汤加减。药用党参15g，炒白术15g，茯苓10g，山药10g，巴戟天10g，薏苡仁15g，山茱萸9g，炒丹皮10g，白芍10g，续断10g，菟丝子10g，紫石英10g（先煎），五灵脂9g，鹿衔草15g，马鞭草15g，炒茜草10g，益母草10g。7剂，日1剂，水煎服，并嘱其测量基础体温。

二诊（2012年3月14日），末次月经2012年2月24日，BBT于3月10日上升，3月12日阴道出血停止，时有作寒、大便或溏、腹胀矢气、小便频数和神疲乏力减轻，仍有头昏腰酸，舌红苔白腻，脉细弱。上方去鹿衔草、马鞭草、炒茜草、益母草，加砂仁6g（后下），炮姜6g。7剂，水煎服，法同上。三诊（2012年3月21日），末次月经2012年2月24日，BBT上升9天，未见出血，神疲乏力、腹部胀气和头昏腰酸减轻，舌淡红苔薄白，脉细。前方减炮姜、丹皮，加熟地10g，鹿角片10g（先煎），丹参20g。7剂，水煎服。共服3月，未复发。（吴玉霞，郭荣．健固汤加减治疗经间期出血体会[J].实用中医药杂志，2013，29（01）：53-54.）

3. 带下病

王某，36岁，2002年9月16日初诊。因带多半年余来诊，带下色白或清稀如水、阵下，有时有腥气味。妇科检查：子宫颈肥大，质硬，宫体后位、常大、固定，压痛，摇摆痛；附件双侧增厚、粘连、压痛。诊断为（1）慢性宫颈炎；（2）慢性盆腔炎。就诊时值经前一周，带下如稀水量多，下身作坠，腰酸，小腹冷感，大便溏，纳谷欠香，舌淡嫩，苔薄腻，脉沉弱。治疗拟健脾益气、温肾助阳祛湿为法。取健固汤加味治之，药如：党参、炒苍术、炒白术、巴戟天、茯苓、黄芪、芡实、乌贼骨、寄生15g，炒苡仁20g，莲子须、荆芥穗各10g。给上方口服3月，带下基本正常，妇科检查阳性体征消失。（蒋莉．健固汤妇科临

床新用 [J]. 四川中医，2004（02）：65–66.）

4. 绝经前后诸症

刘某，女，48 岁，2001 年 9 月 6 日初诊。月经紊乱半年，烘热汗出，面浮肢肿，腰膝酸软，腰以下冷感，纳差，时觉腹胀、胸闷，大便时溏，经行量多，先期色淡有块，舌淡苔薄白，脉沉细乏力。乃脾肾阳气虚于下，心肝气火旺于上。治拟温肾扶阳、健脾利湿为主，兼以清心调肝。服上方加减 20 剂，诸症平，经水调。（蒋莉 . 健固汤妇科临床新用 [J]. 四川中医，2004（02）：65–66.）

现代药理研究：

人参具有增强机体免疫力、快速恢复体质、延缓衰老、抑制血小板凝集的作用；茯苓健脾渗湿利小便，对水滞留型体质效果肯定，茯苓具有利尿、增强免疫的功能从而可以利水渗湿、健脾宁心。薏苡仁增强免疫有降血糖、调血脂等作用。诸药合用，健脾利湿，提高免疫力。

临证参考：

1. 健固汤虽为"经前泄水"而设，但遵循中医"异病同治"的原则，对妇人经、带、胎、产、杂病凡属脾虚肾阳不足、不能温化水湿者均可运用。

2. 若泄水淡黄清稀且无异味，腹部微冷，脾阳不足者，可加干姜、肉桂，温阳散寒；若兼见小腹冷，腰骶酸坠，肾阳不足者，可加菟丝子、补骨脂温肾暖土；若湿积成痰，痰湿壅聚胞宫，其人形体肥胖，泄水量多，状如痰涎，连绵如带，经量亦多者，可加半夏、南星、苍术等，健脾燥湿化痰。但若湿邪久留，郁而化热，泄水色紫，状如赤豆汁，阴道灼痛，当先清热渗湿，方用龙胆泻肝汤，待热象解除，再用健脾利湿法善后。

二十四、顺经两安汤

来源：《傅青主女科·调经·经前大便下血二十七》

组成：当归（五钱，酒洗）　白芍（五钱，酒炒）　大熟地（五钱，九蒸）　山萸肉（二钱，蒸）　人参（三钱）白术（五钱，土炒）　麦冬（五钱，去心）　黑芥穗（二钱）巴戟肉（一钱，盐水浸）　升麻（四分）

用法：水煎服。

功用：益气养阴，滋补肝肾。

主治：气阴两虚，心肾不交之经前便血（妇人有行经之前一日，大便先出血者）。

效果：二剂大肠血止，而经从前阴出矣。三剂经止而兼可受妊矣。

治法：大补心与肾，使心肾之气交。

歌括：大便下血行经前，经流大肠使之然。

胞胎之系通心肾，大补其气经自安。

顺经两安交心肾，归芍熟地与人参。

山萸白术麦麻芥，加入巴戟可受妊。

方解：方中以人参、麦冬、白芍、山萸肉益气养阴，滋补心肝肾之津液而退火。巴戟肉、熟地、当归填肾精补肝血，以壮水之主。当归归心肝经而补心肝血虚，熟地黄归肝肾经而补血益精填髓，两者相配则补血填精之力犹强，且当归酒洗，取其升浮，上达病所，能增强活血止痛作用。土炒白术助气血生化，黑芥穗入血分泻肠火止血，升麻振中气上升，遂其游溢之精气上行，承制心火。纵观全方，重在滋补心肝肾以治本止血。

医论：

《傅青主女科》中对经前大便下血的论述：妇人有行经之前一日大便先出血者。人以为血崩之症，谁知是经流于大肠乎。夫大肠与行经之路，各有分别，何以能入乎其中？不知胞胎之系，上通心而下通肾，心肾不交，则胞胎之血两无所归，而心肾二经之气不来照摄，听其自便，所以血不走小肠而走大肠也。治法若单止大肠之血，则愈止而愈多。若击动三焦之气，则更拂乱而不可止。盖经水之妄行，原因心肾之不交，今不使水火之既济，而徒治其胞胎，则胞胎之气无所归，而血安有归经之日？故必大补其心与肾，使心肾之气交，而胞胎之气自不散，则大肠之血自不妄行，而经自顺矣。方用顺经两安汤。

此方乃大补心、肝、肾三经之药，全不去顾胞胎，而胞胎有所归者，以心肾之气交也。盖心肾虚则其气两分，心肾足则其气两合。心与肾不离，而胞胎之气听命于二经之摄，又安有妄动之形哉。然则心肾不交，补心肾可也，又何兼补夫肝木耶？不知肝乃肾之子、心之母也，补肝则肝气往来于心肾之间，自然上引心而下入于肾，下引肾而上入于心，不啻介绍之助也。此使心肾相交之一大法门，不特调经而然也，学者其深思诸。

对于经前大便下血，傅山认为经水不按正常经脉循行，原因在于心肾不交，如不能使肾水心火相互既济，反而只去治疗胞胎，胞宫的气血不能安行，血也不会有归经的时候。所以必须大补心肾，使心肾之气相交，胞宫气血自然固摄不散，那么经血也不会妄行入大肠，月经自然调顺。

临床应用：

顺经两安汤可应用于经前大便下血，逆经吐血。

1. 经前大便下血

何某，女，成年，1974年6月9日就诊，每月行经前2～3天大便下血，血色鲜红量多。诊见：神疲肢倦，心悸气短，腰酸耳鸣，舌淡苔薄白，脉细弱。证属肝脾肾俱虚所致。治以补肾、益肝、健脾之法。方选顺经两安汤：当归、白芍、山茱萸、麦门冬、巴戟天、荆芥各10g，熟地黄、党参各30g，白术15g、升麻4g。服3剂便血止，又连服12剂善后，随访2年未再复发。(刘长天.经期杂症治验举隅[J].广西中医药，1986（02）：28.)

2. 逆经吐血

顾某，女，21岁，未婚，农民。初诊：述月事4年，惟去年夏月母女争吵，冤不可伸，须臾田间干活，因暑热而饮水，饮后10余分钟则感恶心呕吐，先吐食物，继吐黑血，持续一月未加治疗，当时正值月经来潮，此后月经每至则见吐血，惟本次月经来潮吐血量多，约 100ml，而经血量甚少，急乘车赶来我院诊治。伴见周身乏力，四肢倦怠，少气懒言，乳房胀痛，头晕；腰痛，动则心悸，舌质淡苔薄白，脉沉细，化验室检查：血象：白细胞 8200，多核球 65，淋巴球 35，血色素 12.5g，血小板计数 18 万，血压 110/60mmHg，本院妇科诊为"代偿性月经"。余辨证为肝气犯胃，血随气逆，逆经吐血，精血亏损，治以平肝降逆和胃，补益精血，方用顺经两安汤加味。处方：熟地 12g，当归、白芍、山萸肉、人参、白术各 10g，麦冬 6g，巴戟天、升麻各 3g，陈皮 6g，半夏 6g，代赭石 15g，水煎服 3 剂。二诊：服药后呕血止，仍觉身疲乏力，恶心不欲食，原方加焦三仙各 10g，水煎服 4 剂调理而愈，随访 2 年未复发。（李治田 . 谈傅山逆经证治与临床运用 [J]. 河北中医，1995（06）：16–18.）

现代药理研究：

当归可以控制血小板凝聚，延长血凝时间来预防血栓形成，延长凝血酶原时间，降低血液黏滞性。具有平喘、改善物质代谢、抗氧化、消除自由基的作用；熟地有增强体质、增强造血活性、抗氧化等多种功效；白芍具有抗血细胞减少、保肝、抗炎、调节免疫功能等作用；麦冬有抗心肌缺血、平喘、抗氧化以及免疫促进作用；人参对骨髓造血功能有刺激作用，能促进骨髓细胞 DNA、RNA 及蛋白质合成，增加正常动物或贫血动物的红细胞数、白细胞数和血红蛋白含量，而且人参中人参皂苷和人参多糖是人参提高免疫功能的有效成分。诸药合用，此方具有保肝、增强体质、益气补血的作用。

临证参考：

1. 临床医家对此病症争议较多，若因大肠伏热，日久便血，应详细辨证施治。

2. 腰困肾虚甚者，加杜仲、狗脊壮腰益肾；寐差心慌者，加五味子、远志宁心安神；小腹疼痛，加乌药、元胡理气止痛；腹坠者，加生龙牡，并加重升麻之量。

二十五、益经汤

来源：《傅青主女科·调经·年未老经水断二十八》

组成：大熟地（一两，九蒸）　白术（一两，土炒）
山药（五钱，炒）　当归（五钱，酒洗）　白芍（三钱，酒炒）
生枣仁（三钱，捣碎）　丹皮（二钱）　沙参（三钱）　柴胡（一
钱）　杜仲（一钱，炒黑）　人参（二钱）

用法：水煎服。

功用：补肾养血，疏肝健脾。

主治：肾虚肝郁脾虚之闭经（有年未至七七而经水先断者）。

效果：连服八剂而经通矣，服三十剂而经不再闭，兼可受孕。

治法：散心、肝、脾之郁，而大补其肾水，仍大补其心、肝、
脾之气，则精溢而经水自通矣。

歌括：年未七七经水断，心肝脾气郁不宣。

肾气不能化生成，大补肾水益精原。

益经熟地沙人参，归芍白术丹枣仁。

柴胡山药杜仲炭，同治心肝与脾肾。

方解：全方十一味药，熟地黄一味为君，统领补肾；人参、
当归为臣，健脾养血为纲；白术、山药、沙参佐以健脾，杜仲

佐以补肾；酸枣仁、柴胡、白芍、牡丹皮四药为使，不仅分入心、肝、脾、肾四经而且兼顾他经，即解心肝之气郁，又散血分之郁。沙参补益肺气，养肺胃之阴，并制诸药温燥之性。全方五行共治，以补通之，以散开之，旨在补肾疏肝健脾。

医论：

明代王肯堂《胎产证治》载：经闭者，言新血滞而旧血凝积，脐腹腰痛，血瘕血风，与热入血室之症，多自此而始，然闭之之由，或月事将临，适感暴怒，肝气拂逆，血随气而升，亦令经闭。或月事适至，因渴饮水，并食生冷，或坐水中沐浴，寒气入内，血则凝滞，亦令闭经也。或堕胎多产而伤血，或久患潮热而消血，或久发盗汗而耗血或脾胃不和，饮食减少，而不能生血，或思虑悲哀过极，致心脾亏损而不能养血，凡此皆能令人经闭。其有肥白妇人月事不通者，多是湿痰与脂膜壅滞也。若闺女经闭，多因恣食酸咸煎炒，或逾年未嫁，或年未及而思男，以伤心血也。寡妇经闭，因郁闷百端，心火无时不起，或饮食厚味，遂成痰疾，其症乍寒乍热，面赤心烦，或时自汗，肝脉弦长，当随所因而治之。王肯堂认为导致闭经的原因很多，如肝气拂逆、寒气入内、堕胎多产伤血等，宜随证治之。

《傅青主女科》中对年未老经水断的论述：经云：女子七七而天癸绝。有年未至七七而经水先断者。人以为血枯经闭也，谁知是心肝脾之气郁乎。使其血枯，安能久延于人世。医见其经水不行，妄谓之血枯耳。其实非血之枯，乃经之闭也。且经原非血也，乃天一之水，出自肾中，是至阴之精而有至阳之气，故其色赤红似血，而实非血，所以谓之天癸。世人以经为血，此千古之误，牢不可破。倘果是血，何不名之曰血水，而曰经水乎？古昔贤圣创乎经水之名者，原以水出于肾，乃癸干之化，故以名之。无如世人沿袭而不深思其旨，皆以血视之，然则经水早断，似乎肾水衰涸，吾以为心肝脾气之郁者，盖以肾水之生，原不由于心肝脾；而肾水之化，实有关于心肝脾。使水位之下无土气以承之，则水滥灭火，肾气不能化；火位之下无水气以承之，则火炎铄金，肾气无所生；木位之下无金气以承之，则木妄破土，肾气无以成。倘心肝脾有一经之郁，则其气不能入于肾中，肾之气即郁而不宣矣。况心肝脾俱郁，即肾气真足而无亏，尚有茹而难吐之势，矧肾气本虚，又何能盈满而化经水外泄耶！经曰：亢则害。此之谓也。此经之所以闭塞，有似乎血枯，而实非血枯耳。治法必须散心肝脾之郁，而大补其肾水，仍大补其心肝脾之气，则精溢而经水自通矣。方用益经汤。

此方心肝脾肾四经同治药也，妙在补以通之，散以开之。倘徒补则郁不开而生火，徒散则气益衰而耗精。设或用攻坚之剂，辛热之品，则非徒无益而又害之矣。傅山认为闭经是由于肝郁、脾虚、肾虚，应当散心、肝、脾之郁，而大补其肾水。

明代万全《万氏妇人科》载：愆期未嫁之女，偏房失宠之妾，寡居之妇，庵院之尼，欲动不能遂，感愤不能得言，多有经闭之疾。含羞强忍，不欲人知，致成痨瘵之病，终不可救者，宜用四制香附丸、参术大补丸，攻补兼行，庶几可瘳。此七情之变，无以法治者也。万全认为闭经可以用四制香附丸、参术大补丸治疗，攻补兼行。

临床应用：

益经汤可用于肾虚肝郁脾虚之闭经、排卵障碍性不孕、多囊卵巢综合征的治疗。

1. 闭经

患者，35岁，已婚。闭经4个月，患者17岁初潮，平时月经周期正常。4月前行人工流产术后一直未行经，西医妇科检查"未见异常"，诊断为"继发性闭经"。自停经以来，经常感腰酸而痛、头晕失眠、乏力气短、白带量少、面色萎黄、舌淡红，苔薄白、脉沉细弱。证属气血两虚，肝肾不足，冲任受损。治以益气养血，滋补肝肾，调理冲任，方用益经汤加减：黄芪15g，白术10g，山药12g，党参12g，当归15g，熟地15g，白芍10g，杜仲12g，山萸肉12g，炒枣仁10g，鸡血藤15g，红花10g，川牛膝10g，柴胡6g。上方水煎服，每日1剂。连服18剂后月经来潮，经量少，诸症减轻，4天干净。为巩固疗效，继守前方调治14剂，随访5个月，月经恢复正常，诸症悉瘥而愈。（张秀梅，和岚.益经汤加减治疗虚性闭经34例体会[J].浙江中医药大学学报，2007（05）：585+587.）

2. 排卵障碍性不孕

刘某，33岁，2005年10月9日初诊。患者因结婚3年同居未避孕而不孕来诊。曾行子宫输卵管碘油造影检查示：子宫、双侧输卵管未见异常。B超监测卵泡形态学变化示：主卵泡最大直径为15mm。夫妻双方行其他相关检查，未发现功能性及器质性病变。曾行促排卵及人工受精治疗未成功。诊时值月经周期第9天，诊见：轻微腰酸，带下量不多，夜寐欠安，余无特殊不适，舌淡、苔薄白、脉沉细。证属肾虚肝郁，治以补肾疏肝、调理冲任。方以益经汤加减。处方：熟地黄、白术、当归、赤芍、鹿胎膏（烊化）、沙参、巴戟天、山药、党参各15g，酸枣仁、杜仲各12g，柴胡10g，鸡血藤30g，牡丹皮、甘草各6g。每天1剂，水煎，分3次口服，每次100ml。连服10剂，等待月经来潮，于月经周期第9天，续服上方10剂，患者无不适。月经过期未潮，经检查已妊娠。（颜建敏，徐慧军，付曙光.益经汤加减治疗妇科杂病验案4则[J].新中医，2007（02）：63-64.）

3. 多囊卵巢综合征

刘鸿雁为了探讨治疗多囊卵巢综合征（PCOS）的有效治疗方法，选择48例PCOS患者采用益经汤加减治疗6个月。药物组成：熟地黄30g，白术30g，山药15g，当归15g，白芍15g，生枣仁10g，牡丹皮6g，沙参10g，柴胡6g，杜仲6g，党参10g。15剂，一日1剂，水煎2次，早晚服。停药3天，继续如前服用，连续用药半年。经前期加香附15g，郁金15g，川芎12g；经期减牡丹皮、生枣仁，加桃仁10g，刘寄奴10g；经后期白芍加至25g，另加覆盆子25g，菟丝子25g，山萸肉25g；经中期加茯苓 15g，车前子 30g，泽泻 10g。监测治疗前后激素水平及卵巢体积和卵泡发育情况。结果显示，患者血清生殖激素均有所改善，双侧卵巢体积缩小，卵泡明显减少。48 例中痊愈 16 例（33.33%），有效 27 例（56.25%），无效 5 例（10.42%），总有效率 89.58%。故益经汤加减治疗 PCOS，可使卵巢形态及生殖激素明显改善，并能提高排卵率和受孕率。（刘鸿雁 . 益经汤加减治疗多囊卵巢综合征 48 例 [J]. 光明中医，2012，27（08）：1540-1541.）

现代药理研究：

熟地黄、当归、芍药含有促 MCF-7 细胞增殖的雌激素活性，柴胡配芍药有抗抑郁、调节下丘脑 - 垂体 - 肾上腺轴功能失调等作用，补益气血类中药能促进子宫内膜生长。除此之外，益经汤可有效降低血脂、胰岛素、身体质量指数，提高女性雌激素，促进子宫内膜上皮增生，改善局部血供，提高排卵率及受孕率。（万凌屹，黄佳梅，杨欣，等 . 基于五行学说应用《傅青主女科》益经汤治疗多囊卵巢综合征初探 [J]. 中华中医药杂志，2020，35（06）：2914-2916.）

临证参考：

1. 由此方可见，傅氏不仅强调了月经的产生与肾的关系密切，而且明确了治疗闭经应从肾入手再结合辨证施治，所以傅氏所创 15 首调经方中，每方必有熟地、山药、杜仲等滋肾益精、填补真水作用的药物。其调经方之用药，甚具特色，充分体现了经水之病源于肾的规律。缘于此，在治疗本病的过程中，求源之中不忘正确的辨证施治，往往能取得令人满意的效果。本方不仅可辨证应用于月经过少、闭经，还可用于治疗证属肾虚肝郁脾虚证的不孕。

2. 肾阴虚者，加龟板、鳖甲滋阴通经；肾阳虚者，酌加巴戟、肉桂温阳通经；大便燥者，加肉苁蓉补而润之；脉弦不利者，加沉香、香附理气通经。

二十六、养精种玉汤

来源：《傅青主女科·种子·身瘦不孕二十九》

组成： 大熟地（一两，九蒸）　当归（五钱，酒洗）
白芍（五钱，酒炒）　山萸肉（五钱，蒸熟）

用法： 水煎服。

功用： 滋阴养血调经。

主治： 肝肾精血不足，阴虚火旺之不孕症（妇人有瘦怯身躯，久不孕育，一交男子即卧病终朝）。

效果： 服三月便可身健受孕，断可种子。

治法： 大补肾水而平肝木。

歌括： 妇人瘦弱不孕生，肝木虚燥肾水空。

大补肾水滋肝木，水旺火消孕能成。

养精种玉贵子生，服药节欲三月整。

当归熟地白芍药，山萸四味滋肾精。

方解： 方中重用质地柔润、甘温味厚之熟地黄为君，取其填肾精、滋肾阴、养血调经之效。以酸涩微温，兼收敛及补益之性的山茱萸为臣，取其秘藏精气，补益肝肾，滋阴养血之效。当归质润，辛甘且温，长于补血和血而调经，白芍养血调经，

敛阴柔肝，二药共为佐使。熟地与当归为临床常用的补血药对，
二者相须合用，可奏滋肾阴、养血之功。熟地白芍同用，静守
纯养，更增滋肾补肝、养血补血之功。两味佐使药当归与白芍
亦为临床常用养血药对，当归善走而不能守，白芍善守却不能走，
二药一开一合，动静得宜，使补血而不滞，行血而不耗，如此
补血养血之效最良。总而言之，全方大补精血并且以滋补肾水
来平降肝气，使得肾水充足而能化生为肝血，肝血充足后则能
间接起到清泻肝火的作用。

医论：

清代肖埙《女科经纶》论妇人不孕属阴虚火旺不能摄精血
载：缪仲淳曰：女子血海虚寒而不孕者，诚用暖药。但妇人不孕，
亦有阴虚火旺，不能摄受精血，又不可纯用辛温药矣。因此，
对于阴虚火旺之不孕症，缪仲淳认为不可单纯用辛温药。

《傅青主女科》中对身瘦不孕的论述：妇人有瘦怯身躯，
久不孕育，一交男子，即卧病终朝。人以为气虚之故，谁知是
血虚之故乎。或谓血藏于肝，精涵于肾，交感乃泄肾之精，与
血虚何与？殊不知肝气不开，则精不能泄，肾精既泄，则肝气
亦不能舒。以肾为肝之母，母既泄精，不能分润以养其子，则
木燥乏水，而火且暗动以铄精，则肾愈虚矣。况瘦人多火，而
又泄其精，则水益少而火益炽，水虽制火，而肾精空乏，无力
以济，成火在水上之卦，所以倦怠而卧也。此等之妇，偏易动火。
然此火因贪欲而出于肝木之中，又是偏燥之火，绝非真火也。

且不交合则已，交合又偏易走泄，此阴虚火旺不能受孕。即偶尔受孕，必致逼干男子之精，随种而随消者有之。治法必须大补肾水而平肝木，水旺则血旺，血旺则火消，便成水在火上之卦。方用养精种玉汤。

此方之用，不特补血而纯于填精，精满则子宫易于摄精，血足则子宫易于容物，皆有子之道也。惟是贪欲者多，节欲者少，往往不验。服此者果能节欲三月，心静神清，自无不孕之理。否则不过身体健壮而已，勿咎方之不灵也。

对于阴虚火旺之不孕，傅山指出应当大补肾水而平肝木，方用养精种玉汤。

临床应用：

养精种玉汤可应用于身瘦不孕，闭经溢乳综合征。

1. 不孕症

崔某，33 岁。黑龙江省大庆市人。6 年前怀孕生有一子，发现是脑瘫患儿。这四五年之间辗转全国各地寻找名院、名医为其儿医治，精力已极度疲惫。近一年又生怀孕念头，但一直未孕，曾到医院检查，未找出影响受孕的原因。2008 年 8 月，来我院来就诊。望其形体瘦小，面色无华。自诉近 2 年月经推迟，量少，常觉胸中烦闷，两眼干涩，手脚心热，面颊潮红，腰酸痛，失眠多梦；舌体偏小，少苔；脉沉细而数。证属肝肾精血匮乏，冲任失养，不能摄精受孕。治以：滋补肝肾，养血调冲。方用养精种玉汤加减：熟地黄 15g，生地黄 15g，当归 15g，酒炒白芍 20g，山茱萸 15g，狗脊 15g，合欢花 15g，地骨皮 15g，生甘草 10g。10 剂，水煎服。10 日后再诊时，患者手足心热、腰痛大减。睡眠较前好转，按此方加减服用 3 月余，诸证悉除。告知患者改服育阴丸，服药期间无需避孕，2009 年 1 月发现怀孕，并无所苦，所以告知停药。患者于 2009 年 10 月顺利生产一健康女婴。（韩延华.《傅青主女科》临证解析 [M].北京：中国医药科技出版社，2016.74.）

2．闭经溢乳综合征

唐同秀等人观察门诊患者 12 例，均患有闭经溢乳综合征，年龄 25 ~ 41 岁，平均（34.1±7.2）岁，病程 2.0 ~ 5.5 年，平均（3.4±2.5）年。通过养精种玉汤加减治疗，药物组成：当归、白芍、山茱萸、熟地、菟丝子、郁金、炒麦芽、牡蛎、山楂、牛膝。脾肾不足，痰阻冲任者，去熟地，加白术、茯苓、法夏；气血虚弱，闭摄失调者加党参、黄芪、白术；肝肾不足，肝郁化火者，改熟地为生地，加丹皮、焦栀。用法：水煎服，每日 1 剂，分 2 次服用。30 天为 1 疗程，连服 3 个疗程。结果显示，本组 12 例，痊愈 4 例，显效 5 例，有效 2 例，无效 1 例，痊愈率 33.3%，总有效率 91.7%。所以临床观察结果表明养精种玉汤加减治疗闭经溢乳综合征具有良好疗效。（唐同秀，张烨，萧咏良.养精种玉汤加减治疗闭经溢乳综合征 12 例 [J].湖南中医学院学报，1999（02）：38.）

现代药理研究：

熟地能显著减少肾上腺维生素 C 含量，改善下丘脑 – 垂体 – 性腺轴功能，另外其调节免疫和增强造血功能的作用也有助于恢复正常月经周期；白芍对内分泌和免疫系统具有双向调节作用，能促进排卵，增加卵子活性；当归对子宫平滑肌起到抑制作用；山茱萸现代研究有治疗不育症的作用。诸药合用，用以养血调经、促进排卵。

养精种玉汤与西药结合增效是通过提高卵巢表皮生长因子（EGF）水平，提高染色体和纺锤体正常率、增强卵巢 EGF 蛋白表达，从而促进小鼠的卵细胞成熟、促进卵细胞质及细胞核成熟、改善卵细胞质量，但与血清雌二醇（E2），孕酮（P）水平无关。（朱俊平，魏佳明，刘瑞连，等．养精种玉汤的方证释义及现代研究进展 [J]. 中国实验方剂学杂志，2019，25（23）：209–214.）

临证参考：

1. 贪欲的人多，节欲的人少，往往出现用药后疗效不明显。服用此药的人如果能够做到清心寡欲，神情不乱，自然没有不孕的道理。

2. 由于方中大熟地、白芍、山萸肉都属于滋阴药，滋阴药的副作用是容易阻碍脾胃的运化，因此，对于脾胃极为虚弱者，还可以加入茯苓 12g、陈皮 5g、砂仁 5g，以加强脾胃的运化。另外，胞宫虚热者，加地骨皮以滋阴清热；血虚者，加女贞子、阿胶（烊化）、党参、黄芪以益气养血；对于肝火比较严重的，可以加入黄芩 5g、丹皮 5g；如果肾中的虚火比较严重的，可以加入生鳖甲 30g 滋养肾阴，使肾阴充足，也能克制虚火。

二十七、温土毓麟汤

来源：《傅青主女科·种子·胸满少食不孕三十二》

组成：巴戟（一两，去心，酒浸） 覆盆子（一两，酒浸，蒸） 白术（五钱，土炒） 人参（三钱） 怀山药（五钱，炒） 神曲（一钱，炒）

用法：水煎服。

功用：温肾暖胞，健脾益气。

主治：心肾脾胃虚寒之胸满少食不孕（妇人有素性恬淡，饮食少则平和，多则难受，或作呕泄，胸膈胀满，久不受孕）。

效果：服一月可以种子矣。

治法：温补脾胃而又兼补命门与心包络之火，药味不多而四经并治。

歌括：膈满少食不孕症，呕泄之病亦常生。

脾胃虚寒失运化，心肾火衰当辨明。

温土毓麟性偏温，巴戟白术与人参。

山药神曲覆盆子，连服一月自成孕。

方解：方中人参补心阳而益胃气，白术健脾而利腰脐，此为在补肾的基础上补阳。白术、人参均为补虚药，傅氏在种子门中主要取白术健脾益气及固摄的作用，取人参补气生血及补益心气的作用。巴戟天、覆盆子温肾暖胞以养胚胎，太子参、山药健脾益气，以滋化源，使源盛流畅，神曲醒胃以畅纳谷之用。

医论：

南齐褚澄《褚氏遗书·问子》载：合男女必当其年，男虽十六而精通，必三十而娶；女虽十四而天癸至，必二十而嫁，皆欲阴阳气完实而交合，则交而孕，孕而育，育而为子，坚壮强寿。褚澄提出阴阳气充盛，则可受孕。若气血不足或肾中虚寒，则可导致不孕。

宋朝太医院编写的《圣济总录》中写道：妇人所以无子者，冲任不足，肾气虚寒也。

明代程玠《松崖医径》载：妇人不孕者，多因经水失期，或多寡不匀。若气虚宜补气，血虚宜补血。若肥盛不受胎者，宜行湿燥痰，使经水匀行。依期男子交会，不相愆候，鲜有不孕者矣。程玠认为气虚、血虚、痰湿等因素都可导致妇人不孕。

《傅青主女科》中对胸满少食不孕的论述：妇人有素性恬淡，饮食少则平和，多则难受，或作呕泄，胸膈胀满，久不受孕。人以为赋禀之薄也，谁知是脾胃虚寒乎。夫脾胃之虚寒，原因心肾之虚寒耳。盖胃土非心火不能生，脾土非肾火不能化。心肾之火衰，则脾胃失生化之权，即不能消水谷以化精微矣。既不能化水谷之精微，自无津液以灌溉于胞胎之中。欲胞胎有温暖之气以养胚胎，必不可得。纵然受胎，而带脉无力，亦必堕落。此脾胃虚寒之咎，故无玉麟之毓也。治法可不急温补其脾胃乎？然脾之母原在肾之命门，胃之母原在心之包络。欲温脾胃，必须补二经之火。盖母旺子必不弱，母热子必不寒，此子病治母之义也。方用温土毓麟汤。

此方之妙，温补脾胃而又兼补命门与心包络之火。药味不多，而四经并治。命门心包之火旺，则脾与胃无寒冷之虞。子母相顾，一家和合，自然饮食多而善化，气血旺而能任。带脉有力，不虞落胎，安有不玉麟之育哉！

傅山认为胸满少食不孕多因脾胃、心肾虚寒，应当四经并治，方用温土毓麟汤。

临床应用：

温土毓麟汤可应用于胸满少食不受孕，经前期漏红。

1. 不孕

倪某，女，29岁，已婚。于2013年10月27日首诊。病史：自2009年结婚，曾孕子2次，第1次于妊娠49天行人工流产术，2011年3月妊娠70余天发现胎停育行人流术，近2年未避孕而未孕自诉：一年余月经量少，色暗淡；带下绵绵不断，质稀如水，时而如注；形寒肢冷，腰部及小腹发凉，胸闷，食后脘腹胀满，大便溏泄；舌体微胖大，有齿痕，苔白腻，脉沉缓。病症相参，此病案为先后二天之病，肾虚命火不足，脾土失于温煦，则水湿难运，湿邪停滞，阻塞气机，阳气不得宣畅，带脉失固则发生此疾。立温补脾肾，约固带脉之法。方用：傅氏"温土毓麟汤"加减：人参10g，巴戟天20g，覆盆子20g，干姜10g，茯苓15g，炒白术15g，山药15g，山楂10g，炒神曲10g，莱菔子6g，芡实10g。7剂，水煎服，服药后诸症减轻，舌体微大，有齿痕，苔白，脉缓。按上方去人参；加党参15g。调治月余后，患者经期错后10日未行，自觉恶心，择食。自测尿妊娠试验（＋）得知孕子，家人甚喜。告知要注意饮食调摄，慎起居。2014年9月12日剖腹产下一健康男婴。（韩延华.《傅青主女科》临证解析[M].北京：中国医药科技出版社，2016：81.）

2. 经前期漏红

王青观察经前期漏红病例90例，均为本院中医妇科门诊患者，按随机法将患者分为治疗组和对照组，治疗组46例，对照组44例。治疗组：采用温土毓麟汤加味治疗：巴戟天9g，覆盆子12g，白术15g，党参15g，山药12g，神曲12g，茯苓10g，川断10g，菟丝子15g，紫石英10g，葫芦巴10g。随症加减：阴虚明显，症见口干眩晕，夜寐差，舌红少苔者，去巴戟天，加山萸肉、枸杞子各12g，生牡蛎15g；心肝郁火，症见胸闷烦躁，口渴寐差，乳房胀痛者，加钩藤9g，丹皮10g，栀子9g，玫瑰花5g；肝经湿热，症见带下量多，色黄白，质黏腻，胸闷烦躁，舌质偏红，苔黄白而根部偏腻者，去淮山药、覆盆子，加碧玉散（包煎）10g，败酱草、薏苡仁各15g。每日

1剂，煎取两遍，分两次服用。对照组：黄体酮20mg，于月经前10天开始，每日1次，肌肉注射，连用7天。停药后结果显示，治疗组治愈30例，好转14例，未愈2例，总有效率95.65%；对照组治愈20例，好转16例，无效8例，总有效率81.81%，两组比较差异有非常显著性（P＜0.01）。所以临床观察结果表明，温土毓麟汤加味治疗经前期漏红可取得较好疗效。（王青.温土毓麟汤加味治疗经前期漏红46例[J].内蒙古中医药，2011，30（21）：43–44.）

现代药理研究：

巴戟天可通过补充外源性抗氧化物质或促进机体产生内源性抗氧化物质，清除自由基，抑制脂质过氧化损伤，延缓衰老；覆盆子总糖蛋白具有预防和延缓肾衰老的作用；人参中人参皂苷具有延长动物寿命、促进神经干细胞体外培养增殖和延长细胞存活时间、延缓脑神经细胞衰老作用，诸药合用，起到了延缓肾衰老而温肾暖胞以养胚胎的效果。

临证参考：

1. 少食不孕与胸满不思饮食不孕之间，一是专补肾气，另一是补命门与心包之火。两方药味虽然不多，但君臣佐使的妙处应该细细思考。

2. 临床上用于妊娠合并消化性溃疡时，由于胃为阳土，喜润而恶燥，为多气多血之腑，病久胃气耗伤，气滞络瘀，故配白术、百合养胃阴、润胃燥，柔肝止痛为主药；陈皮、郁金疏肝理气、和胃止痛为辅药；佐以苏梗宽中安胎、行气止痛，当归补血活血止痛，茯苓、海螵蛸健脾渗湿、制酸制痛，以防主药滋腻太过，使阴滋燥润而不腻，甘草缓急止痛为使药。

二十八、宽带汤

来源：《傅青主女科·种子·少腹急迫不孕三十三》

组成：白术（一两，土炒）　巴戟（五钱，酒浸）　补骨脂（一钱，盐水炒）　人参（三钱）　麦冬（三钱，去心）杜仲（三钱，炒黑）　大熟地（五钱，九蒸）　肉苁蓉（三钱，洗净）　白芍（三钱，酒炒）　当归（二钱，酒洗）　五味子（三分，炒）　建莲子（二十粒，不去心）

用法：水煎服。

功用：健脾益肾缓带。

主治：脾胃气虚，带脉拘急之少腹急迫不孕（妇人有少腹之间自觉有紧迫之状，急而不舒，不能生育）。

效果：服四剂少腹无紧迫之状，服一月即受胎。

治法：大补其脾胃之气与血。

歌括：少腹急迫不育雏，腰脐气闭带脉束。

脾胃气虚原致此，大补脾土功效殊。

宽带巴戟熟地术，麦参杜仲补骨脂。

苁蓉归芍莲五味，四剂少腹紧迫除。

方解：方中人参、白术、建莲子益气健脾，利腰脐之气。

当归、白芍、麦冬养血育阴，其中当归具有补血活血，调经止痛的功效，补中有动，行中有补，为血中之气药，亦血中之圣药也；白芍具有养血敛阴，缓急止痛的功效，合当归以补血调血。杜仲、熟地、巴戟肉、补骨脂、肉苁蓉益肾固本。而带脉的拘急，其实是由于气血的亏虚引起的，带脉血虚失养则易挛缩不伸，气虚不温则易拘挛不达。此方用白芍的酸以收敛肝木的虚风，则肝就不会克伐脾土了。用五味子的酸性入肾经而滋养精血，则肾就能补益带脉了。

医论：

《傅青主女科》中对少腹急迫不孕的论述：妇人有少腹之间自觉有紧迫之状，急而不舒，不能生育。此人人之所不识也，谁知是带脉之拘急乎。夫带脉系于腰脐之间，宜弛而不宜急。今带脉之急者，由于腰脐之气不利也。而腰脐之气不利者，由于脾胃之气不足也。脾胃气虚，则腰脐之气闭，腰脐之气闭，则带脉拘急。遂致牵动胞胎，精即直射于胞胎，胞胎亦暂能茹纳，而力难负载，必不能免小产之虞。况人多不能节欲，安得保其不坠乎？此带脉之急，所以不能生子也。治法宜宽其带脉之急。而带脉之急，不能遽宽也，宜利其腰脐之气。而腰脐之气，不能遽利也，必须大补其脾胃之气与血，而腰脐可利，带脉可宽，自不难于孕育矣。方用宽带汤。

此方之妙，脾胃两补，而又利其腰脐之气，自然带脉宽舒，可以载物而胜任矣。或疑方中用五味、白芍之酸收，不增带脉之急，而反得带脉之宽，殊不可解。岂知带脉之急，由于气血之虚，盖血虚则缩而不伸，气虚则挛而不达。用芍药之酸以平肝木，则肝不克脾。用五味之酸以生肾水，则肾能益带。似相妨而实相济也，何疑之有。

傅山认为少腹急迫不受孕是由于带脉拘急引起的，脾胃气虚就会使腰脐精气闭塞，腰脐经脉之气闭塞不通，就导致带脉拘急抽紧，由此牵动到胞宫，即使此时精子直接射入胞宫，胞宫也只会暂时摄纳，由于气虚力薄难以举载，必定会有小产的忧虑，故应当脾胃两补，而又利其腰脐之气。

临床应用：

宽带汤可应用于少腹急迫不孕，原发性痛经。

1. 少腹急迫不孕

王某，35 岁，结婚 7 年，5 年前曾孕子一次，妊娠 2 月余无明显诱因发生自然流产。此后数年一直未孕。家人因其无子，常常发生不悦。患者性格较内向，语言不多。诉其近半年来自觉腰脐之间像被什么东西缠着，少腹急迫不适，松解衣带后仍不能缓解，头晕倦怠，食少纳呆，胸闷善太息，小腹胀痛，便溏。面色无华，舌体胖大、色淡、苔白腻，脉弦缓。据其病症分析此属肝郁脾虚，带脉拘急所致。与傅氏所言"少腹急迫不孕"完全相似。运用傅氏理论，治以疏肝健脾，益肾缓带。方药用宽带汤加减。人参 5g，白术 15g，巴戟天 15g，五味子 10g，补骨脂 10g，当归 10g，白芍 20g，香附 15g，杜仲 15g，怀牛膝

15g，川楝子 10g，泽泻 10g，甘草 6g。服 3 剂后，自觉带脉拘急症状大减，少腹急迫症状消失，精神较前好转，食欲增进。继服 5 剂，诸症悉除。停药后多年未再复发。（韩延华.《傅青主女科》临证解析 [M].北京：中国医药科技出版社，2016.83-84.）

2. 原发性痛经

谢智、郑文兰为了探讨宽带汤加减治疗肾虚血瘀型原发性痛经的临床疗效，将符合纳入标准的肾虚血瘀型原发性痛经患者 60 例，随机分为观察组和对照组，各 30 例。观察组：予中药宽带汤加减方（组成：肉苁蓉 12g，补骨脂 10g，炒白术 10g，巴戟肉 15g，杜仲 10g，人参 10g，大熟地 12g，白芍 10g，当归 12g，五味子 10g，香附 10g，延胡索 15g，川楝子 10g）水煎取汁 300ml，分 3 次早中晚服用，于月经来潮前 5 天开始服药，1 剂／天，连服 7 天为 1 个疗程，连续治疗 3 个月经周期。对照组：予妇科再造胶囊，于月经来潮前 5 天开始服药，每次 2.4g，2 次／天，连服 7 天为 1 个疗程，连续治疗 3 个月经周期。治疗过程中两组患者未出现药物不良反应，治疗后观察组有效率高于对照组（P<0.05），观察组 VAS 疼痛评分明显低于对照组（P<0.05）。故宽带汤加减治疗肾虚血瘀型原发性痛经疗效确切，能明显改善患者的痛经情况，无不良反应。（谢智，郑文兰.宽带汤加减治疗原发性痛经的临床疗效观察 [J].贵州医药，2019，43（05）：714-715.）

现代药理研究：

补肾中药可调节机体免疫力及内分泌功能，其中杜仲具有抗炎及松弛子宫平滑肌的作用，可降低子宫收缩频率及收缩强度；巴戟天除具有补肾助阳，改善生殖的功能，还具有活血化瘀作用，能降低全血黏度，抑制血小板聚集，从而改善血管血液供应；白芍可抑制子宫节律性收缩，使子宫收缩延迟，改善子宫缺血缺氧状态而起到止痛作用。诸药合用，具有抗炎、调节机体免疫力、改善子宫环境以及止痛的作用。

临证参考：

1. 傅氏认为"少腹急迫不孕"，是因脾胃气血虚弱，带脉拘急所引起，气虚则挛而不达，血虚则缩而不伸，且冲、任、督、带四脉与胞宫关系甚为密切，带脉病则冲任受累，冲任二脉失常势必影响胞宫，因而不能负载孕育，所以傅氏治疗此病提出大补脾胃气血，以利腰脐。用宽带汤的目的，是通过补益脾胃气血，使带脉举而畅达，这样冲任二脉自然就会通调，孕育也就不困难了。

2. 此方乃大补脾胃之剂，临床上少腹拘急不孕者，排除器质性病变，辨证属肝郁脾虚，带脉拘急，可以应用本方，往往会收到意料之外的结果。临床用之多感滋腻，必须加减灵活使用。可酌情加木香、砂仁之品。

二十九、开郁种玉汤

来源：《傅青主女科·种子·嫉妒不孕三十四》

组成：白芍（一两，酒炒）　香附（三钱，酒炒）
当归（五钱，酒洗）　白术（五钱，土炒）　丹皮（三钱，酒洗）
茯苓（三钱，去皮）　花粉（二钱）

用法：水煎服。

功用：疏肝解郁，养血调经。

主治：肝气郁结之不孕（妇人有怀抱素恶，不能生子者）。

效果：服一月则郁结之气开，郁开则无非喜气之盈腹，而
嫉妒之心亦可以一易，自然两相合好，结胎于顷刻之间矣。

治法：解四经之郁，以开胞胎之门。

歌括：妇人嫉妒心不宽，肝郁脾塞非天厌。

心肾任带相沿塞，胞门闭阻受孕难。

开郁种玉木芍丹，归苓香附花粉添。

连服一月郁尽解，不生贵子亦生兰。

方解：是方重用白芍以滋润肝脾，香附以疏肝解郁，李时
珍曰："香附为气病之总司，妇科之主帅"，可见香附在治疗
妇科肝郁证中的重要作用。当归以养血活血，且通任冲二脉，

白术性甘、苦而温，健脾而利腰脐之气，专归脾胃经，与当归合用补气生血，阳生阴长，起到健脾益气生血的作用。茯苓以健脾渗湿，能宣脾气之困，丹皮以清泻血中郁热，天花粉以润燥生津，滋而不滞。诸药合用，具有解心肝脾肾四经郁结之功效，故腰脐之气自利，任带通达，即可摄精而受孕。

医论：

明代武之望《济阴纲目》载：煮附丸治婢妾多郁，情不宣畅，经多不调，故难孕。此方最妙，不须更服他药。武氏以煮附丸治疗肝郁之不孕。

《傅青主女科》中对嫉妒不孕的论述：妇人有怀抱素恶不能生子者，人以为天心厌之也，谁知是肝气郁结乎。夫妇人之有子也，必然心脉流利而滑，脾脉舒徐而和，肾脉旺大而鼓指，始称喜脉。未有三部脉郁而能生子者也。若三部脉郁，肝气必因之而更郁，肝气郁则心肾之脉必致郁之极而莫解。盖子母相依，郁必不喜，喜必不郁也。其郁而不能成胎者，以肝木不舒，必下克脾土而致塞。脾土之气塞，则腰脐之气必不利。腰脐之气不利，必不能通任脉而达带脉，则带脉之气亦塞矣。带脉之气既塞，则胞胎之门必闭，精即到门，亦不得其门而入矣。其奈之何哉？治法必解四经之郁，以开胞胎之门，则几矣。方用开郁种玉汤。

此方之妙，解肝气之郁，宣脾气之困，而心肾之气亦因之俱舒，所以腰脐利而任带通达，不必启胞胎之门，而胞胎自启。

不特治嫉妒者也。

临床应用：

开郁种玉汤可应用于嫉妒不孕、乳腺增生症、脏躁、男性功能性不射精的治疗。

1. 乳腺增生症

患者邓某，女，34岁，已婚。患者4天前因生气自觉双侧乳房出现包块，乳房胀痛，无红肿，无畏寒发热，不思饮食，大便不调，苔薄腻，脉弦。平素月经规律，LMP2011.2.15，量中，有血块，痛经（-），孕2产1，否认家族遗传病史。辅助检查：双乳腺彩超示：双侧见小淋巴结。西医诊断为乳腺增生；中医诊断为乳癖。治法：疏肝解郁，理气健脾。方用开郁种玉汤加减：白芍15g、香附20g、当归10g、白术10g、丹皮10g、茯苓10g、花粉10g、牡蛎20g、莪术15g、柴胡10g、丹参10g、黄芪10g、木香10g、川芎10g。7剂，水煎服，每日1剂，早晚各1次。二诊：服上方后患者自觉胀痛消失，食欲及大便较前好转，遂在前方基础上加郁金10g、陈皮10g，7剂，水煎服，每日1剂，早晚各服1次。嘱其忌生冷，畅情志，注意休息。（曹保利，姚建波.开郁种玉汤临床新应用[J].亚太传统医药，2017，13（06）：103-104.）

2. 脏躁

患者，女，34岁，近年因工作原因精神萎靡恍惚，忧思不宁，失眠多梦，倦怠无力，少气懒言，月经量少，经期往来不定，舌淡，苔薄白，脉细，无家族遗传病史，妇科检查未见明显异常。西医诊断：癔病；中医诊断：脏躁。治疗原则为：补心养血，疏肝调经。方用开郁种玉汤加减：香附 20g、当归 20g、白芍 15g、丹皮 15g、茯苓 10g、天花粉 10g、浮小麦 15g、大枣 5枚、甘草 10g、酸枣仁 15g、远志 10g、桔梗 10g、川芎 10g。服药 15 剂后患者精神状态明显好转，原方去远志、天花粉，加山药 10g，麦冬 10g，陈皮 15g。嘱其保持心情舒畅，开朗乐观，忌辛辣油腻之品。（曹保利，姚建波. 开郁种玉汤临床新应用 [J]. 亚太传统医药，2017，13（06）：103-104.）

3. 功能性不射精

吴某，男，32 岁，1981 年 8 月 8 日初诊。婚后 3 年，并无生育。夫妇双方经多次生殖系统检查，未见异常。平素体格健壮，入房阳强不倒，射精不能。曾注射大量睾丸激素，并服滋肾、温阳、填精等中药，效果不佳，而转由我处治疗。患者行房虽不射精，睡中却有下遗，性情忧郁，寡言少欢，脘闷嗳气，舌淡红、苔薄，脉象细弦。证属肝郁精关阻室。治法：开肝郁以调气血，交心肾而启精关。处方：酒当归 10g、炒白芍 30g、炒白术 10g、茯苓 10g、炒丹皮 10g、天花粉 6g、制香附 10g、石菖蒲 10g、细辛 1g、淮牛膝 10g、生甘草 5g。上方服用 20 剂，房后射精较多，阴茎随即软倒，胸闷松，嗳气已，遗精未作，情绪开朗。原方去石菖蒲、细辛、淮牛膝，加熟女贞、枸杞子各 10g。继进一月，症状完全消失，妻子已怀孕七月有余。（张志坚，张福产. 开郁种玉汤治愈功能性不射精一例 [J]. 江苏中医杂志，1983（04）：12.）

现代药理研究：

开郁种玉汤提高妊娠率的同时，可有效改善 IVF-ET 过程中患者产生的焦虑症状，提高患者生活质量。白芍提取物可影响中枢单胺神经的功能以调节抑郁状态，当归中的有效成分可以使 5- 羟色胺（5-HT）、多巴胺（DA）等物质增加，二者具有抗抑郁的作用。牡丹皮中的丹皮酚可作用于中枢神经系统 γ-氨基丁酸 A 受体，而香附挥发油可以调节中枢胆碱能系统，增加海马单胺类递质 5-HT 水平以改善小鼠焦虑行为（丛慧芳，高强，栾毅峰，等. 肝郁肾虚型体外受精 - 胚胎移植患者应用开郁种玉汤妊娠结局临床观察 [J]. 辽宁中医药大学学报，2020，22（10）：5-8.）

临证参考：

1. 肝气郁结，不仅影响心肾之间阴阳消长转化而抑制排卵，且长期紧张忧虑，使盆腔气血流行不畅，脉络不和而影响子宫输卵管的蠕动和通畅，是引起不孕的常见原因。因此，调节情志，放松心情，对身心健康十分重要。

2. 若经前乳房胀痛，可加瓜蒌、橘叶、青皮以行气开郁止痛；若行经腹痛者，可加玄胡以行气止痛；肝气郁结严重者，可加柴胡、佛手以疏肝理气。

三十、升带汤

来源：《傅青主女科·种子·腰酸腹胀不孕三十七》

组成：白术（一两，土炒）　人参（三钱）　沙参（五钱）　肉桂（一钱，去粗，研）　荸荠粉（三钱）　鳖甲（三钱，炒）　茯苓（三钱）　半夏（一钱，制）　神曲（一钱，炒）

用法：水煎服。

功用：消疝除瘕，健脾益气。

主治：任督脉虚之腰酸腹胀不受孕（妇人有腰酸背楚，胸满腹胀，倦怠欲卧，百计求嗣，不能如愿）。

效果：连服三十剂而任督之气旺，再服三十剂而疝瘕之症除。

治法：先去其疝瘕之病，而补其任督之脉。

歌括：腰酸腹胀不孕生，任督受困疝瘕横。

治宜先去疝瘕病，兼补任督法最精。

升带人参沙参并，荸荠鳖甲白茯苓。

肉桂神曲术半夏，日久服之孕自成。

方解：本方以白术、人参、茯苓补气，以沙参、鳖甲滋阴，以肉桂散寒，以荸荠去积滞，以半夏化痰，以神曲健脾理气，另外鳖甲兼有软坚散结的作用，茯苓兼有利湿的作用。故总体具有补气、滋阴、散寒、利湿、化痰、散结的作用，且全方在攻散疝瘕积块时又能同时兼顾补益气血，具有攻邪而不会损伤正气的功效。

医论：

《傅青主女科》中对腰酸腹胀不孕的论述：妇人有腰酸背楚，胸满腹胀，倦怠欲卧，百计求嗣，不能如愿。人以为腰肾之虚也，谁知是任督之困乎。夫任脉行于前，督脉行于后，然皆从带脉之上下而行也。故任脉虚则带脉坠于前，督脉虚则带脉坠于后，虽胞胎受精亦必小产。况任督之脉既虚，而疝瘕之症必起。疝瘕碍胞胎而外障，则胞胎缩于疝瘕之内，往往精施而不能受。虽饵以玉燕，亦何益哉！治法必须先去其疝瘕之病，而补其任督之脉，则提挈天地，把握阴阳，呼吸精气，包裹成形，力足以胜任而无虞矣。外无所障，内有所容，安有不能生育之理！方用升带汤。

此方利腰脐之气，正升补任督之气也。任督之气升，而疝瘕自有难容之势。况方中有肉桂以散寒，莪荗以祛积，鳖甲之攻坚，茯苓之利湿，有形自化于无形，满腹皆升腾之气矣，何至受精而再坠乎哉！

傅山认为妇人腹痛腰酸不孕是由于任督脉虚、疝瘕碍胞所致，应当祛除疝瘕、补其任督之脉，方用升带汤。

临床应用：

升带汤主要可以应用于腰酸腹胀不孕的治疗。

1. 不孕症

2010 年 8 月 29 日，诊治一女患赵某，34 岁。自诉结婚 3 年，2007 年妊娠 40 余天行药物流产一次。此后一直未避孕而未孕。平素烦躁易怒，胸闷善太息，小腹刺痛，腰骶酸痛，月经周期 24 ~ 25 天，行经 5 天，量适中，色暗红，血块多，经期下腹痛、腰痛较剧。末次月经 8 月 25 日，今日已净，平时白带多、黄稠，纳差，多梦，经常感觉四肢寒冷，便秘或便溏；舌红，苔黄，脉弦数。超声提示：子宫直肠窝可见 32mm×15mm 液性暗区。2010 年 3 月行子宫输卵管造影：左侧输卵管伞端不通，右侧上举通而不畅。诊断为继发性不孕（输卵管阻塞性不孕）。处方：三棱 10g，莪术 10g，土茯苓 15g，鱼腥草 15g，连翘 15g，白头翁 15g，皂角刺 10g，川楝子 15g，白芍 15g，丹参 15g，元胡 15g，怀牛膝 15g，鳖甲 20g，狗脊 20g，蜈蚣 2 条，甘草 5g。水煎服，每日 1 剂，早晚分服。9 月 19 日二诊，仍有腰酸痛，伴右下腹痛。复查超声盆腔积液明显减少，末次月经为 9 月 18 日，嘱其月经干净 3 天行子宫输卵管通液术。守上方加桂枝 10g，地龙 15g。11 月 14 日三诊，自诉右下腹刺痛及腰痛消失，白带量正常，无不适。子宫输卵管通液术提示双侧输卵管通畅，末次月经 11 月 12 日，经量中等，色鲜红。嘱继续以上方口服 7 剂后停药，准备受孕。2010 年 12 月 22 日患者来电告知，做尿妊娠试验为阳性，阖家欢喜。（韩延华 . 韩氏女科 [M]. 北京：人民军医出版社，2015.05：169–170 ）

现代药理研究：

人参、白术可提高机体免疫力，对内分泌系统具有保护作用，且白术醇提取物对子宫平滑肌有抑制作用。鳖甲具有抗肝纤维化、抗肺纤维化以及抗肿瘤和调节免疫等作用。茯苓可以抗炎、利尿、抑制胃液分泌等，茯苓多糖不仅能够直接抑制肿瘤细胞，还可以增强机体免疫力。半夏具有祛痰镇咳、抗肿瘤、抗炎、抗溃疡及抗心律失常的作用。诸药合用起到抗炎、抗肿瘤、调节免疫功能的作用。

临证参考：

1. 傅氏指出了"腰酸腹胀不孕"的原因主要是任督虚弱，带脉不举，腹中癥瘕积聚，阻碍气血运行。一般医者见有癥瘕，多以行气活血散结之法治之。而傅氏却以参、桂之类扶阳补气，配白术助脾，升举阳气，其目的是使经脉之气血旺盛，气旺有助于血的生成，血旺又有助于气的生化，进而腰脐得畅，带脉得固。方中寒热并用，攻补兼施，体现了傅氏治疗本病的独特之处。

2. 本方是为身有癥瘕积聚而不能受孕者所设，所以方中用沙参、荸荠粉、鳖甲以软坚散结理气。如果没有癥瘕积聚，则减去前面的三味药，另外加杜仲（炒黑）4.5g、炒泽泻 4.5g、枸杞 6g，这样腰酸腹胀就会消除。鳖甲有破气之功，妊娠期间不可乱用，只有癥瘕积聚和肝郁者方可用之。

3. 现代临床当中，常见的子宫肌瘤、卵巢囊肿、子宫内膜异位症等导致的不孕与本病所言相似，傅氏治法可供今人借鉴。

三十一、化水种子汤

来源：《傅青主女科·种子·便涩腹胀足浮肿不孕三十八》

组成：巴戟（一两，盐水浸）　白术（一两，土炒）　茯苓（五钱）　人参（三钱）　菟丝子（五钱，酒炒）　芡实（五钱，炒）车前（二钱，酒炒）　肉桂（一钱，去粗，研）

用法：水煎服。

功用：温肾化阳，健脾利水。

主治：膀胱气化不利之便涩、腹胀、足浮肿、不孕（妇人有小水艰涩，腹胀脚肿，不能受孕者）。

效果：服二剂，膀胱之气化；四剂，艰涩之症除；又十剂，虚胀脚肿之病形消；再服六十剂，肾气大旺，胞胎温暖，易于受胎而生育矣。

治法：壮肾气，以分消胞胎之湿；益肾火，以达化膀胱之水。

歌括：便涩腹胀足浮肿，只缘胞胎湿气满。

利膀胱水壮肾火，汪洋水地变良田。

化水种子巴戟天，白术茯苓共车前。

人参芡实菟丝子，再加肉桂火归元。

方解：方中巴戟天、肉桂温补肾阳，一则补先天不足，二则助膀胱气化利水，去除胞宫水湿。白术、茯苓、人参健脾补气。人参擅补脾肺之气，白术苦甘温，补气健脾，燥湿利水。两者配伍，共奏益气健脾之功。菟丝子补肾益精。芡实健脾补肾，固涩肾精。再以少量车前子利水渗湿，共达利湿补脾肾，化水祛湿之效。

医论：

《傅青主女科》中对便涩、腹胀、足浮肿、不受孕的论述：妇人有小水艰涩，腹胀脚肿，不能受孕者。人以为小肠之热也，谁知是膀胱之气不化乎。夫膀胱原与胞胎相近，膀胱病而胞胎亦病矣。然水湿之气必走膀胱，而膀胱不能自化，必得肾气相通，始能化水，以出阴器。倘膀胱无肾气之通，则膀胱之气化不行，水湿之气必且渗入胞胎之中，而成汪洋之势矣。汪洋之田，又何能生物也哉？治法必须壮肾气以分消胞胎之湿，益肾火以达化膀胱之水。使先天之本壮，则膀胱之气化；胞胎之湿除，而汪洋之田化成雨露之壤矣。水化则膀胱利，火旺则胞胎暖，安有布种而不发生者哉！方用化水种子汤。

此方利膀胱之水，全在补肾中之气。暖胞胎之气，全在壮肾中之火。至于补肾之药，多是濡润之品，不以湿而益助其湿乎？然方中之药，妙于补肾之火，而非补肾之水，尤妙于补火而无燥烈之虞，利水而非荡涤之猛。所以膀胱气化，胞胎不湿，而发荣长养无穷与。

傅山认为妇人便涩、腹胀、足浮肿、不孕是由于膀胱不能气化所致，倘若膀胱没有得到肾中阳气的温通，那么膀胱的气化功能不行，水湿之气，必然由膀胱渗入胞宫，则无法受孕，所以必须壮肾中阳气以分利化消胞宫的水湿，使先天肾中命门之火壮旺，从而膀胱的气化功能正常，胞宫水湿就能消除。

临床应用：

化水种子汤可应用于便涩、腹胀、足浮肿、不孕，除此之外还可以应用于习惯性小产、水肿的治疗。

1. 不孕症

刘某某，女，26 岁。婚后 5 年未孕，经某医院检查，夫妇双方均无生理缺陷。患者每于经行前下肢浮肿，小便涩痛，腰痛腹胀，不思饮食，受凉饮冷后诸证加重，月经按期，但量多，色淡不染衣，曾四方求医，服药治疗，终未受孕。1980 年 10 月 9 日来我科求诊。检查：面色灰暗虚浮、形寒畏冷、四肢不温、胫骨前缘按之有压痕，舌质淡，苔白滑，脉沉迟无力。证属脾肾阳气不足，膀胱气化不行，寒水停聚胞宫，故而不孕。治宜温肾助阳、健脾化湿。方用化水种子汤加味：巴戟天（盐水浸）30g、焦术 30g、茯苓 15g、芡实 15g、肉桂 5g、党参 20g、车前子 6g，菟丝子（酒炒）15g、附子 3g、鹿角粉 15g、补骨脂 9g，水煎服。上方服 5 剂后，面色转红润，手足温暖，小便畅利，腹胀消失，饮食增加。效不更方，前方又服 5 剂，诸证消失，舌脉正常。续用前方 3 剂为末，蜜制为丸，朝夕吞服，3 个月后，受孕足月顺生一女婴。（孙海廷.化水种子汤临床应用 [J]. 内蒙古中医药，1987（02）：42-43.）

2. 习惯性小产

关某某，女，27岁。患者结婚5年，受孕4次，前3次怀孕均不满6个月而小产，每次怀孕3个月后，逐渐出现腰酸腹胀、小溲涩痛，下肢浮肿，继则阴道流出大量黄色水液而小产，每次都请医生诊断治疗，均未获效。1985年6月10日，患者第四次怀孕将近3个半月，又出现小产先兆症状，来我科求诊。检查：血压100/70mmHg，面色灰暗，呼吸迫促，下肢浮肿，以指按之，凹痕不起，舌胖、质淡、苔白滑，脉沉微。证属脾肾虚寒，膀胱之气化不行，水湿渗入胞胎之中。治宜速去胞胎之水以治其标，兼予温肾健脾以固其本。方用化水种子汤加味：巴戟天30g、焦术30g、茯苓20g、党参15g、菟丝子20g、芡实15g、车前子12g、肉桂3g、续断10g、桑寄生10g，水煎服。服3剂后，小溲畅利，下肢肿消大半，腹胀亦减。上方又服3剂，诸证悉除，面色红润，饮食倍增。原方去车前子、肉桂，加阿胶12g、黄芪12g，继服3剂，以巩固疗效而停药。经随访得知，患者于1985年11月22日，顺生一男，母婴均健。（孙海廷.化水种子汤临床应用[J].内蒙古中医药，1987（02）：42-43.）

3. 水肿

廖某，男，40岁，1999年9月初诊。患者水肿反复发作3年余。经市某医院诊为慢性肾炎，以中西医治疗未愈。近半年来全身浮肿以下腹为甚，小便量少，色黄，气短，四肢乏力，腰酸，纳少，腹胀便溏。诊见：颜面虚浮，面色晦白，手足欠温，舌淡胖、苔白滑，脉沉缓无力。体检：下肢凹陷性浮肿（++），腹部移动性浊音（+），心、肺、肝、脾、神经系统均正常。尿常规：蛋白（+++），白细胞3~5，红细胞5~10，颗粒管型1~2，肾功能检查无异常。证属脾肾阳虚，水湿泛滥。治宜温肾健脾，化湿利水。方拟化水种子汤加减。处方：巴戟天、白术、大腹皮各30g，茯苓、党参、菟丝子、防己、益母草各15g，炒车前子、黄芪各20g，肉桂3g。连服5剂，浮肿较前消退，精神、食欲好转，尿量增，腰痛减。复查尿蛋白（++），红细胞3~5，颗粒管型1~2。仍守前方再服5剂，药后水肿大部分消退，诸症均减，纳增，仍有腹胀。尿常规：蛋白（+），红细胞0~2，管型（－），面色晦暗，四肢转温，大便成形，舌淡红、苔薄白，脉缓。守前方加陈皮10g，再进10剂，尿蛋白（±），余正常。嘱继用龟鹿补肾丸、六味地黄丸交替服3月，以调理善后而愈。

（罗秀兰. 化水种子汤新用 [J]. 新中医，2001（12）：62.）

现代药理研究：

巴戟天具有抗炎镇痛、抗肿瘤、抗抑郁、增强免疫、抗骨质疏松、抗氧化及降血糖、降低胆固醇等作用；人参、白术能增强消化、吸收功能，提高胃蛋白酶活性，保护胃肠细胞，改善脾虚症状，能促进造血，增强免疫功能；菟丝子总黄酮可能通过调节母胎界面内分泌－免疫网络平衡而起到维持早孕的作用，还可降低溴隐亭致SD孕鼠流产模型的流产率和通过调节滋养细胞的增殖与凋亡而起到保胎的作用。诸药合用起到保护胃肠、促进造血、提高免疫、保胎的作用。

临证参考：

1. 本段所述妇人小便艰涩，腹胀脚肿，不能受孕，傅氏认为是由于妇人肾中之火无权，膀胱气化失职，水湿内停，湿阻胞宫而导致。水为阴邪，从何而出？傅氏认为水湿必从膀胱而出，膀胱化气行水的功能必得肾气相通。所以傅氏治疗本病不在利水，而重在壮肾中之阳气，以增加膀胱的气化而行水，临证用药补肾而不滋腻，助阳而不燥烈，利水而不峻猛，不治水而水自出。

2. 此方具有温补肾阳肾气，以及利湿的功效。但全方的药性偏于温燥，对于兼有口干舌燥、小便黄赤、大便干硬、便秘等属于虚实夹杂的证候，则应当谨慎使用。

3. 化水种子汤主要是以温补脾肾阳气为主，同时兼顾消退水湿为辅。由于要消除水湿，我们可以发现，此方中并没有配伍任何的滋阴药。这是因为滋阴药的药性大多偏于濡润，容易滞碍脾胃的运化，反而容易助长水湿，因此方中并没有像是白芍、何首乌、熟地等滋阴药。此外，由于缺少滋阴药，此方的药性太过于温燥，如果服用过多而造成水湿消退过多，反而容易损伤阴液，因此不可以久服。

三十二、顺肝益气汤

来源：《傅青主女科·妊娠·妊娠恶阻三十九》

组成：人参（一两）　当归（一两，酒洗）　苏子（一两，炒，研）　白术（三钱，土炒）　茯苓（二钱）　熟地（五钱，九蒸）　白芍（三钱，酒炒）　麦冬（三钱，去心）　陈皮（三分）　砂仁（一粒，炒，研）　神曲（一钱，炒）

用法：水煎服。

功用：滋阴养血，健脾益气，平冲降逆。

主治：肝胃不和之妊娠恶阻（妇人怀娠之后，恶心呕吐，思酸解渴，见食憎恶，困倦欲卧）。

效果：一剂轻，二剂平，三剂全愈。

治法：于平肝补血之中，加以健脾开胃之品。

歌括：怀孕之后恶阻现，恶心呕吐渴思酸。

见食憎恶常欲卧，血分太燥病属肝。

顺肝益气参归尝，苏子术苓熟地黄。

芍麦陈砂神曲炒，连服三剂逆气降。

方解：熟地、麦冬补阴填精，白芍、当归养肝血柔肝。人参甘微温，功专补气，熟地甘微温，功在滋阴养血，填补精髓，专为补血。两相伍用，旨在培补气血。陈皮、白术、茯苓、砂仁等健脾理气，使滋阴不腻，少佐一味神曲健胃助食。该方配伍严谨，具有补益气血之功，且补气勿滞气，理气勿伐气，养血勿滋腻，滋阴勿伤胃。

医论：

唐朝孙思邈在《千金要方·妇人方》中写道：阻病者，患心中愦愦，头重眼眩，四肢沉重，懈惰。不欲执作，恶闻食气，欲啖咸酸果实，多卧少起，世谓恶食。其至三四月日以上，皆大剧吐逆，不能自胜举也。此由经血既闭，水渍于脏，脏气不宣通，故心烦愦闷，气逆而呕吐也。血脉不通，经络否涩，则四肢沉重，挟风则头目眩也。觉如此候者，宜服半夏茯苓汤数剂，后将茯苓丸，淡水消除，便欲食也。孙思邈认为阻病是由于经血既闭，水渍于脏，脏气不宣通所致，可用半夏茯苓汤治疗。

宋代陈自明的《妇人大全良方》载：妊娠呕吐恶食，体倦嗜卧，此胃气虚而恶阻也。陈氏认为妊娠呕吐恶食多因胃气虚导致。

明代张介宾《景岳全书·妇人规》中对恶阻的表述：凡恶阻多由胃虚气滞，然亦有素本不虚，而忽受胎妊，则冲任上壅，气不下行，故为呕逆等证，及三月余而呕吐渐止者，何也？盖胎元渐大，则脏气仅供胎气，故无暇上逆矣。凡治此者，宜以半夏茯苓汤、人参橘皮汤之类，随宜调理，使之渐安，必俟及期，方得帖然也。张介宾认为恶阻属胃虚气滞，可用半夏茯苓汤、人参橘皮汤治之。

《傅青主女科》中对妊娠恶阻的论述：妇人怀娠之后，恶心呕吐，思酸解渴，见食憎恶，困倦欲卧。人皆曰妊娠恶阻也，谁知肝血太燥乎。夫妇人受妊，本于肾气之旺也，肾旺是以摄精。然肾一受精而成娠，则肾水生胎，不暇化润于五脏。而肝为肾之子，日食母气以舒，一日无津液之养，则肝气迫索，而肾水不能应，则肝益急，肝急则火动而逆也。肝气既逆，是以呕吐恶心之症生焉。呕吐纵不至太甚，而其伤气则一也。气既受伤，则肝血愈耗。世人用四物汤治胎前诸症者，正以其能生肝之血也。然补肝以生血，未为不佳，但生血而不知生气，则脾胃衰微，不胜频呕，犹恐气虚则血不易生也。故于平肝补血之中，加以健脾开胃之品，以生阳气，则气能生血，尤益胎气耳。或疑气逆而用补气之药，不益助其逆乎？不知妊娠恶阻，其逆不甚，且逆是因虚而逆，非因邪而逆也。因邪而逆者，助其气则逆增；因虚而逆者，补其气则逆转。况补气于补血之中，则阴足以制阳，又何虑其增逆乎。宜用顺肝益气汤。

此方平肝则肝逆除，补肾则肝燥息，补气则血易生。凡胎病而少带恶阻者，俱以此方投之无不安，最有益于胎妇，其功更胜于四物焉。

傅山认为恶阻是因为肝血太燥，肝胃不和导致，应平肝补血、健脾开胃，方用顺肝益气汤。

临床应用：

顺肝益气汤可应用于妊娠恶阻，肾盂积水的治疗。

1. 妊娠恶阻

患者女，29 岁，主诉呕吐 17 个月。于 2018 年 10 月 13 日就诊我院。入院前 17 个月因恶心呕吐，月经停闭被确诊妊娠恶阻，最初恶心呕吐频繁，不能进食，经口服中药治疗后症状有所减轻，但早、午两餐均不能进食水，否则全部吐出，晚餐可正常进食，进食后伴有恶心，但能控制不吐。此种情况存在于整个妊娠期，10 个月后产一男婴。但本次产后 7 个月就诊时呕吐仍未缓解，早、午餐仍不能进食水，晚餐可正常进食，因饮食不同伴有不同程度恶心，曾被诊断为神经性呕吐，用药效果不甚有效。患者发病以来，急躁易怒，喜长叹息，二便正常，睡眠略差。产后 2 个月正常行经，周期准，经量适中，末次月经 9 月 25 日。舌质淡红胖大，边有齿痕，苔花剥；双手脉弦细。诊断：呕吐；肝气郁结；冲气上逆。予顺肝益气汤加味治疗，组方：熟地 30g，当归 9g，酒白芍 15g，党参 15g，白术 15g，紫苏子 9g，炒神曲 9g，麦冬 9g，陈皮 6g，砂仁 6g，茯苓 6g，炒莱菔子 9g。3 剂，嘱不拘时间，小口缓服，每日 1 剂。患者 10 月 26 日复诊时自诉服药 1 剂后即能早、午餐进食，但仍有恶心，服完 3 剂后，恶心完全消失，后能正常进食。（郑志祥，纪爽 . 顺肝益气汤治疗妊娠恶阻 1 例 [J]. 中国乡村医药，2019，26（21）：22.）

2. 肾盂积水

王某某，男，29 岁，工人，1986 年 5 月 5 日收住，住院号 700。患者平素性情急躁，一年前因打架致腰部受伤，此后常腰痛，小溲不利。曾两次在市某医院住院，按"肾盂积水"处理。症状好转。此次因劳累复作，伴有纳差，晨起干呕，身热乏力，夜寐不安，舌质暗红苔薄黄、脉沉细。尿检：白细胞＋，脓球少许。血生化报告：CO_2CP：11.2mEq/L。B 超报告：左侧肾盂积水。细思其证，仍合顺肝益气汤方意，随投该方，加坤草、泽泻、鱼腥草，3 剂后纳食明显改善，干呕已瘥，小溲爽利，腰痛稍减，复查，CO_2CP 为 18.7mEq/L，后用该方略加改动，用药 1 月告愈。B 超报告：左侧肾盂积水消失，无异常发现。（朱素 . 顺肝益气汤临床新用 [J]. 吉林中医药，1988（03）：22.）

现代药理研究：

当归具有抗肿瘤、镇痛抗炎、提高免疫的作用；白术可以镇痛、镇静、调节胃肠道功能，增强细胞免疫，提高血浆皮质酮水平；人参能增强消化、吸收功能，提高胃蛋白酶活性，保护胃肠细胞，改善脾虚症状；茯苓多糖能直接抑制肿瘤细胞，增强机体免疫力，麦冬具有改善免疫功能、抗过敏、抗氧化、改善肺损伤的作用；陈皮具有调节胃肠平滑肌运动、祛痰、平喘、松弛子宫平滑肌的作用。诸药合用可增强免疫、调节胃肠道功能。

临证参考：

1. 妊娠恶阻是妇科常见病，历代医家对本病的治疗各有己见，多数医家认为恶阻多因平素胃气虚弱，孕后气血养胎，冲脉气盛而随胎气上逆，胃气不降，反逆作呕。傅氏认为妊娠之际，精血聚以养胎，肝体自奉不足，阴虚生火，火侮其所胜，故肝旺克其脾胃，而致呕吐不止。傅氏提出养肝血为主。既不离古，又不拘古，崇古推新，创顺肝益气汤，主治肝血不足引起的妊娠恶阻。

2. 如呕甚伤津，舌红口干者，加沙参、石斛以养胃阴；若夹痰饮而胸脘满闷，呕吐痰涎者，加半夏以化痰降逆；若大便干结者，加瓜蒌仁、麻仁以润肠通便；如呕吐甚、头晕、嗜睡者，去神曲、苏子，加伏龙肝、法半夏以温中止呕；如肾气虚明显而见腰酸耳鸣、小便频多者，加杜仲、续断、芡实以补肾安胎。

3. 由于方中苏子的用量极大，很容易损伤人体的正气，即使已经配伍了大量的人参用来补气，也应当谨慎服用，不能久服或多服，否则容易因降气化痰过度而损伤肺气。

三十三、安奠二天汤

来源:《傅青主女科·妊娠·妊娠少腹疼四十一》

组成: 人参(一两,去芦)　熟地(一两,九蒸)　白术(一两,土炒)　山药(五钱,炒)　炙草(一钱)　山萸(五钱,蒸,去核)　杜仲(三钱,炒黑)　枸杞(二钱)　扁豆(五钱,炒,去皮)

用法: 水煎服。

功用: 补脾益肾,固胞安胎。

主治: 脾肾两虚之胎动不安(妊娠小腹作疼,胎动不安,如有下堕之状)。

效果: 一剂而疼止,二剂而胎安矣。

治法: 补后天之脾,正所以补先天之肾也,补先、后二天之脾与肾,正所以固胞胎之气与血。

歌括: 妊娠少腹痛非常,胎动不安食色伤。

脾肾亏损身无力,急补脾肾法最良。

安奠二天参地黄,白术山药扁豆襄。

山萸杜仲枸杞草,脾肾健固若金汤。

方解: 人参大补元气,熟地滋阴养血、补肝肾。人参甘微温,功专补气，熟地黄甘微温，功在滋阴养血、填补精髓，功专补血，两相伍用，旨在培补气血。白术补益脾气，山茱萸滋阴补水而兼摄游离之精气，枸杞子补真阴之不足，生津益气。杜仲入肝而补肾，"子能令母实"，山药补脾胃，土旺金生，脾气旺则肾气充，扁豆健脾益气，和中健胃，炙甘草补中益气，调和诸药。全方药味少而专，药性平和，不易助热，不碍气血，不伤脾胃，治病求本，不止血而血止，不止痛而痛缓。

医论：

明代张介宾《景岳全书·妇人规·胎孕类》中写道：凡妊娠胎气不安者，证本非一，治亦不同。盖胎气不安，必有所因，或虚、或实、或寒、或热，皆能为胎气之病。去其所病，便是安胎之法。

胎动欲堕……若腹痛血多，腰酸下坠，势有难留者，无如决津煎、五物煎助其血而落之，最为妥当。张介宾认为导致胎气不安的原因不止一种，寒热虚实皆有可能。

清代阎纯玺撰写的《胎产心法》载：妊娠少腹痛，虚热紫苏饮，虚寒胶艾汤。若小腹近下处肿胀浮薄发光者，孕痈也，千金托里散或薏苡仁煎汁饮。若心腹急痛，烦闷面青，冷汗气绝，血下不止，其胎上冲者，不可治也。阎纯玺认为妊娠少腹痛可能是虚热，亦可能是虚寒，主张虚热用紫苏饮，虚寒用胶艾汤。

《傅青主女科》中对妊娠少腹疼的论述：妊娠小腹作疼，胎动不安，如有下堕之状。人只知带脉无力也，谁知是脾肾之亏乎。夫胞胎虽系于带脉，而带脉实关于脾肾。脾肾亏损，则带脉无力，胞胎即无以胜任矣。况人之脾肾亏损者，非饮食之过伤，即色欲之太甚。脾肾亏则带脉急，胞胎所以有下坠之状也。然则胞胎之系，通于心与肾，而不通于脾，补肾可也，何故补脾？然脾为后天，脾非先天之气不能化，肾非后天之气不能生，补肾而不补脾，则肾之精何以遽生也？是补后天之脾，正所以补先天之肾也；补先后二天之脾与肾，正所以固胞胎之气与血。脾肾可不均补乎！方用安奠二天汤。

夫胎动乃脾肾双亏之证，非大用参、术、熟地补阴补阳之品，断不能挽回于顷刻。世人往往畏用参、术，或少用，以冀建功，所以寡效。此方正妙在多用也。

傅山认为妊娠少腹痛主要是由于脾肾两虚，应当补益脾肾，用安奠二天汤。

临床应用：

安奠二天汤可应用于胎动不安、先兆流产、月经后期的治疗。

1. 胎动不安

阴某，女，29岁。患者自诉第1胎孕后3月，搬动数个大花盆后第2天出现阴道少量出血伴流液，腰酸腹胀，经某县医院超声检查发现胎儿发育正常，妊囊与子宫之间有液性暗区，遂给予黄体酮20mg/d，肌注；维E胶丸2粒，每天3次，口服。并嘱卧床休息，今天凌晨4时许，自觉阴道流液，查看又有出血，遂于今天上午来我院就诊。症见：小便时阴道出血，量少，色淡红，偶有水样物流出，腰腹部不适，大便偏干，小便频，舌淡红，苔薄白，脉沉滑无力，考虑患者妊娠中期，劳伤肾气，系胞无力，给予大补肾气之傅氏安奠二天汤，处方：党参 15g，红参 6g，熟地黄 30g，白术 30g，扁豆 6g，枸杞 6g，山药 15g，炒山药 15g，黑杜仲 9g，地榆 9g，炙甘草 3g。3 剂，水煎 400ml，分 2 次早晚空腹口服。药后自觉出血减少，腰腹部不适减轻，大便通畅，小便正常。复查 B 超提示液性暗区减小，遂继服上方 3 剂。（侯红霞. 安奠二天汤治胎动不安验案 [N]. 中国中医药报，2016-07-29（005）.）

2. 先兆流产

患者文某，女，30 岁。患者以往曾自然流产 3 胎，均为孕 33～40 天流产。现停经 35 天，感小腹不适，无恶心，舌红，苔少，脉弦略滑。此次孕前服安奠二天汤 10 剂。根据患者脉证处方，药用党参 30g、白术 30g、山药 30g、甘草 6g、扁豆 15g、杜仲 12g、熟地黄 30g、枣皮 12g、枸杞子 20g、寄生 15g、续断 12g、阿胶 9g（兑）、黄芪 20g、菟丝子 30g，水煎服。复诊：患者孕 45 天，近 2 天来阴道少量出血，色红，伴小腹隐痛，查尿 HCG(+)，继守原方加龙牡各 30g、赤石脂 30g、鹿角胶 9g、白芍 20g 以加重摄血止血之力。三诊：患者阴道出血未止，量减少，呈咖啡色，有恶心不适，舌质红，苔黄，脉弦滑，守方去鹿角胶加旱莲草 15g，3 剂。其后又复诊 2 次，处方基本同前，阴道出血量逐渐减少，色转淡红，直到阴道出血停止，后复查 B 超发现胎心搏动，提示胎儿存活，后又间断服药至足月，最终分娩一女婴。（刘颖，刘云鹏.辨证治疗先兆流产 500 例 [J]. 中国中医药信息杂志，2000（12）：63–64.）

3. 月经后期

王某，女，30 岁。初诊时间：2012 年 7 月 9 日。自诉近 1+年工作繁忙、照顾小孩，饮食、睡眠均不佳，出现月经常推后 7 ~ 20 天一潮，伴月经量少 1 年余，经来色黯淡、质稀，经期 4 天。既往月经量、色、质均正常。现自诉头晕眼花、腰膝酸软、神疲乏力、纳少眠差。本次因停经 45 天就诊。查体：舌淡胖，边有齿痕，苔薄白，脉沉细。妇科检查：子宫、双侧附件均未扪及异常。辅助检查：尿 HCG（－），妇科 B 超提示：子宫、双附件未见异常。中医辨证为脾肾亏虚型月经后期，治以补肾扶脾、益气养血，方用安奠二天汤加菟丝子、当归、茯苓、牛膝，日一剂，水煎，早中晚分服。7 剂后月经来潮，后循期治疗 2 个月，随诊 3 个月，月经按时来潮，月经量、色、质均恢复正常。（周琼，张玉.安奠二天汤加味治疗月经后期 30 例临床观察 [J]. 北方药学，2013，10（03）：17–18.）

现代药理研究：

安奠二天汤方具有良好的安胎临床疗效，其机理在于：不仅仅改变某一种细胞因子的浓度，而且在于降低 IL–12/IL–4 比值，从而将母体内朝 Th1 方向偏移的 Th1/Th2 细胞因子病理性平衡纠正为朝 Th2 方向偏移的生理性平衡，降低母体免疫排斥，提高母胎之间的免疫保护，使得妊娠正常发展，治疗后妊娠成功率占 76.66%，不低于国内报道（70% ~ 90%）。因此，推论加味安奠二天汤可能是通过调节母胎免疫网络相互应答而达到保胎作用。（王革新 . 加味安奠二天汤对原因不明复发性流产患者细胞免疫因子的影响 [J]. 中华中医药学刊，2010，28（11）：2378–2380.）

临证参考：

1. 傅氏安奠二天汤专为妊娠腹痛而设，治疗妊娠中期即妊娠 3 个月以上胎动不安腹痛者，多以原方即可取效。

2. 若倦怠乏力，小腹冷痛者，加艾叶以暖宫止痛；若伴心烦少寐者，加夜交藤、合欢花以宁心安神；若腹胀纳差者，去熟地、枸杞，加砂仁、神曲以行气消食；若肾阳虚而见肢冷畏寒、小腹冷痛者，加鹿角胶、巴戟天、补骨脂、仙茅以温肾安胎；若中虚脾湿而见食少泛恶、便溏者，加扁豆、藿香、茯苓、陈皮以健脾去湿；若伴小腹憋胀较甚者，加乌药以理气止痛；若阴道出血者加地榆、阿胶、芥穗炭，凉血收敛止血。

三十四、援土固胎汤

来源：《傅青主女科·妊娠·妊娠吐泻腹疼四十三》

组成：人参（一两）　白术（二两，土炒）　山药（一两，炒）　肉桂（二钱，去粗，研）　制附子（五分）　续断（三钱）杜仲（三钱，炒黑）　山萸（一两，蒸，去核）　枸杞（三钱）菟丝子（三钱，酒炒）　砂仁（三粒，炒，研）　炙草（一钱）

用法：水煎服。

功用：益气健脾，温肾助阳。

主治：脾胃虚衰之妊娠吐泻腹疼（妊妇上吐下泻，胎动欲堕，腹疼难忍，急不可缓）。

效果：一剂而泄止，二剂而诸病尽愈矣。

治法：救脾胃之土，救心肾之火。

歌括：妊妇吐泻胎不安，腹痛难忍不可缓。

多因脾胃气虚故，温补心肾是真诠。

援土固胎参术药，萸桂杜仲菟丝断。

炙草枸杞砂附子，脾胃气盈胞胎安。

方解：方中人参、白术、山药、甘草健脾益气。肉桂、附子小量用之引火归元，不可过用。白术甘温健脾益气，附子辛

热补火助阳，二药相互配伍，起到温补中气的作用。续断、杜仲、
菟丝子补肾以固胎本。山茱萸、枸杞子养肝益精。砂仁理气以
安胎。全方补火生土，补其心肾之火，使之生土而固胎。

医论：

宋朝太医院编写的《圣济总录·妊娠门》中写道：妊娠脏
腑虚弱，冒寒湿之气，邪气与正气相击，故令腹痛。病不已，
则伤胞络，令胎不安。治法宜祛散寒湿，安和胎气，则痛自愈。
妇人本身脏腑虚弱，又加之寒湿之气侵袭，从而导致腹痛。

《傅青主女科》中对妊娠吐泻腹疼的论述：妊妇上吐下泻，
胎动欲堕，腹疼难忍，急不可缓，此脾胃虚极而然也。夫脾胃
之气虚，则胞胎无力，必有崩坠之虞。况又上吐下泻，则脾与
胃之气，因吐泻而愈虚，欲胞胎之无恙也得乎。然胞胎疼痛而
究不至下坠者，何也？全赖肾气之故也。胞胎系于肾而连于心，
肾气固则交于心，其气通于胞胎，此胞胎之所以欲坠而不得也。
且肾气能固，则阴火必来生脾；心气能通，则心火必来援胃。
脾胃虽虚而未绝，则胞胎虽动而不堕，可不急救其脾胃乎！然
脾胃当将绝而未绝之时，只救脾胃而难遽生，更宜补其心肾之火，
使之生土，则两相按续，胎自固而安矣。方用援土固胎汤。

此方救脾胃之土十之八，救心肾之火十之二也。救火轻于
救土者，岂以土欲绝而火未甚衰乎？非也。盖土崩非重剂不能援，
火衰虽小剂而可助。热药多用，必有太燥之虞，不比温甘之品
也。况胎动系土衰而非火弱，何用太热。妊娠忌桂附，是恐伤胎，

岂可多用。小热之品计之以钱，大热之品计之以分者，不过用以引火，而非用以壮火也。其深思哉！

傅山认为，妇人妊娠吐泻腹疼是由于脾胃虚衰，治疗时不仅要补益脾胃，还应补其心肾之火，方用援土固胎汤。

临床应用：

援土固胎汤可应用于妊娠吐泻腹疼，而在现代临床主要应用于先兆流产便血的治疗。

1. 先兆流产便血

李某，女，43 岁。2007 年 1 月 5 日就诊。患者 1 年前停经 5 个月，就诊前 1 天突然下腹疼痛，腰酸下坠，阵阵加剧，大便下血无脓，1 天 5 ～ 8 次，每次量 50 ～ 80ml，门诊以"急性细菌性痢疾"收住院治疗。查体：体温 37.5℃，血常规示：红细胞计数 3.0×10^{12}/L，血红蛋白 90g/L，白细胞计数 12.6×10^9/L，中性粒细胞 0.84，淋巴细胞 0.14，予抗炎解痉止痛治疗 [654-2 片 10mg，吡哌酸（PPA）0.5g，均 1 天 3 次口服；氨苄青霉素、菌必治等静脉滴注]2 天后，便血停止，然少腹部仍阵阵作痛，于第 4 天自阴道娩出一男性胎儿。此次就诊，妊娠 4 个月，与 1 年前病症相同，邀余诊治。证见：小腹下坠，阵阵剧痛，大便下血色鲜红，1 天 5 次，量比上年多，面色不华，腰酸坠痛，头晕眼花，倦怠乏力，食少欲吐，舌淡苔白，脉沉细弱。据发病脉症合参，是为脾肾两虚、冲任不固之证。治宜益气健脾，固肾安胎止血。方用援土固胎汤加减。处方：党参 9g，白术

12g，山药 15g，肉桂 6g，续断 18g，杜仲 15g，山茱萸 9g，枸杞子 12g，菟丝子 20g，砂仁 9g，阿胶（烊化）9g，三七粉（冲）3g，炙甘草 6g。2 剂，日 1 剂，水煎 2 次取汁 300ml，分早晚 2 次服。2007 年 1 月 7 日复诊，便血已止，腹痛衰其大半，食量增加，效不更方，继服 2 剂，冀收全功，于 2007 年 6 月 20 日足月产一健康男婴。（陈彩霞. 援土固胎汤治疗先兆流产便血 1 例 [J]. 河北中医，2011，33（08）：1175.）

现代药理研究：

山药具有对抗免疫抑制的效果，可以提高淋巴细胞的转换率，在免疫细胞功能调节方面有突出的作用；人参皂苷是人参中主要的活性物质，具有抗氧化、抗肿瘤、抗心肌缺血、抗衰老、改善记忆力等广谱的药理活性；附子具有明显的强心、抗炎、镇痛、抗衰老、提高免疫的作用；枸杞有调节免疫功能、保护肝脏和抗衰老三大药理作用，其中枸杞多糖是枸杞中关键的化学成分，它能结合其他物质促进体内腹腔中巨噬细胞吞噬的能力，具有改善人体新陈代谢、调节人体的内分泌、促进体内蛋白质的合成、加速肝脏的解毒、促进受损肝细胞的修复和抑制胆固醇和甘油三酯的功能，而且对肝脏的脂质过氧化损伤具有明显的修复作用。诸药合用，可以调节免疫、抗炎镇痛。

临证参考：

1. 本段所讲述的是妊娠期间由于脾胃气虚、心肾失调所导致的吐泻腹痛。傅氏认为妊娠养胎全赖气血，而气血的来源，虽然是脾胃所生，亦需心肾二脏的配合。心肾相交，阳气固护中焦，则胎元稳固；心肾不调，元火衰微，不能暖土，因吐泻不止伤其气血，胞胎失养，故有欲堕疼痛之状。所以妊娠固胎不能只补益脾胃，更要注意交通心肾，体现了傅氏治病通过现象观其本质，重视发病机制。援土固胎汤治疗妊娠吐泻，意在交通心肾之火，补益脾胃之气。方中所用桂、附乃妊娠禁用之品，傅氏并非胆大妄为，而是深刻领悟了《内经》"有故无殒，亦无殒也"的理论，根据病情所需，适量用药，中病即止。今人要领会其中的要旨，且不可妄用。

2. 久泻不止，中气下陷而致脱肛者，可酌加黄芪、升麻以益气升提；如呕吐不消化食物，泻后痛减、嗳腐酸臭者，加焦三仙、莱菔子以消导食滞；如有胸胁胀闷、嗳气食少者，则应去桂、附，加黄芩、钩藤、杭芍；如呕泻不止者，加灶心黄土、藿香、生姜、肉豆蔻以止呕止泻；如兼见胎漏下血者，加黄芪、苎麻根、阿胶以益气止漏。

3. 由于此方以补气温阳为主，缺少熟地、白芍等滋阴药，方中虽然有山萸、枸杞滋阴，但与大量的补肾阳相比，全方仍然偏于温燥。因此，如果长期服用此方，应当在服用数剂后再适量配伍熟地 10g、白芍 5g、鳖甲 30g 等滋阴药以滋养阴液。

三十五、解郁汤

来源：《傅青主女科·妊娠·妊娠子悬胁疼四十四》

组成：人参（一钱）　白术（五钱，土炒）　白茯苓（三钱）
当归（一两，酒洗）　白芍（一两，酒炒）　枳壳（五分，炒）
砂仁（三粒，炒，研）　山栀子（三钱，炒）　薄荷（二钱）

用法：水煎服。

功用：疏肝健脾，养血柔肝。

主治：肝气郁结之妊娠子悬胁疼（妊娠有怀抱忧郁，以致
胎动不安，两胁闷而疼痛，如弓上弦）。

效果：一帖而闷痛除，二帖而子悬定，至三帖而全安，去
栀子再多服数帖，不复发。

治法：开肝气之郁结，补肝血之燥干。

歌括：妊娠忧郁致伤肝，两胁闷痛胎不安。

肝气不通肝血燥，亦有名之谓子悬。

解郁白芍当归先，白术茯苓山栀研。

薄荷人参砂枳壳，水精四布子不悬。

方解：方中人参、茯苓、白术健脾开胃，当归、白芍养血
柔肝以补肝血之燥干。此方当归与白芍并用，补血敛阴。当归

补血活血，性动而走，白芍敛阴，性静而主守。二药合用，则补血敛阴，互纠其偏，互助其用，且两味药药量相等，共奏补血敛阴之功。砂仁理气止痛以开肝气之郁结，枳壳理气宽胸，薄荷疏理肝气以解肝郁，栀子清热防肝郁化火。全方疏肝解郁，郁开则木不克土，肝平则火不妄动，脾运则水精四布而养胞胎，胎自安。

医论：

清代鲍相璈的《验方新编》载：苎根汤：治妊妇受胎数月后，胎动、漏胎及子悬症。野苎麻根，孕一月者用一寸，加金银器煎汤服之，立安。

《傅青主女科》中对妊娠子悬胁疼的论述：妊娠有怀抱忧郁，以致胎动不安，两胁闷而疼痛，如弓上弦。人止知是子悬之病也，谁知是肝气不通乎。夫养胎半系于肾水，然非肝血相助，则肾水实有独力难支之势。故保胎必滋肾水，而肝血断不可不顾。使肝气不郁，则肝之气不闭，而肝之血必旺，自然灌溉胞胎，合肾水而并协养胎之力。今肝气因忧郁而闭塞，则胎无血荫，肾难独任，而胎安得不上升以觅食，此乃郁气使然也。莫认为子之欲自悬，而妄用泄子之品则得矣。治法宜开肝气之郁结，补肝血之燥干，则子悬自定矣。方用解郁汤。

此乃平肝解郁之圣药，郁开则木不克土，肝平则火不妄动。方中又有健脾开胃之品，自然水精四布，而肝与肾有润泽之机，则胞胎自无干燥之患，又何虑上悬之不愈哉。

清代蔡贻绩撰写的《医学指要》载：故善治者，但见其胎气不和，凑上胸腹，心胁俱疼者名曰子悬，必右寸实大，左关不足，宜紫苏饮加生姜或芩术汤。

清代郑玉坛的《彤园医书（妇人科）》中对子悬的表述：孕妇胸膈胀满，名曰子悬，更加喘甚，名胎上逼心。盖受孕四五月内，相火养胎，以致胎热，气逆上冲也。

临床应用：

解郁汤可应用于眩晕、精神失常的治疗。

1. 眩晕

郭某某，36 岁，农民，1980 年 9 月 4 日初诊。患者于半年前因情志不遂而致头昏，眩晕时轻时重，欲发作前心烦易怒，头胀似裂，伴胸胁胀闷，恶心，嗳气；曾服西药治疗（药物不详）病情无改善，昨日因与丈夫失和，致病情加重，即眩晕昏仆不识人，时约 2 个小时，但发作时无抽搐及口吐白沫而来院就诊。诊见：面色不华，精神萎靡不振，目不欲睁，不欲食，舌尖红，苔白腻，脉弦。证属肝郁脾虚，痰气壅遏，逆而上冲。治宜疏肝理脾，行气化痰，降逆平冲。方用解郁汤加减：当归 12g，白芍 18g，白术 10g，枳壳 15g，茯苓 15g，炒栀子 10g，薄荷 6g，砂仁 6g，珍珠母 30g，半夏 12g，竹茹 10g，水煎，日服 1 剂。

9 月 11 日二诊：服 6 剂后眩晕平，恶心嗳气止，舌淡红，苔腻，脉弦细。药证相符，效不更方，续进 5 剂，诸证消除，经随访至今末复发。（吴志洲，鲁文英.解郁汤新用[J].中原医刊，

1990（01）：48-49.）

2. 精神失常

孙某某，33岁，农民，1981年4月15日初诊。患者2年前，因情绪怫郁起病，渐致心悸失眠，神志颠倒，有时自言自语，说话无力，有时胡言乱语，喜笑异常，曾多次服奋乃静，安定，氯丙嗪等西药效不佳。诊见：神情呆滞，恐惧多疑，幻觉妄想，胸闷气窒，舌尖红，苔白腻，脉濡弱，证属气血两虚，痰火郁闭心窍。治以益气养血，清肝泻火，化痰开窍。方用解郁汤加减：人参6g，茯苓15g，当归20g，白芍20g，生地15g，柴胡10g，炒栀子12g，枳壳15g，菖蒲15g，郁金15g，胆星10g，薄荷6克，水煎，日服1剂。

4月21日二诊：服上方5剂后，情绪稍见好转，心悸胸闷气窒略减，仍有幻觉、恐惧感，舌尖红，苔白，脉濡。原方继服10剂。

5月2日三诊：病情日见好转，诸症改善，苔白，脉弦细，以后均用原方进行加减。服至4周，再以磁朱丸，日服2次，每次9g，开水送下，进行调治2个月，随访1年未复发。（吴志洲，鲁文英.解郁汤新用[J].中原医刊，1990（01）：48-49.）

现代药理研究：

茯苓有利尿、镇静作用，茯苓多糖能增强免疫功能；白术具有增强唾液淀粉酶活性、促进营养物质吸收、调节胃肠道功能的作用，还能增强细胞免疫功能，抑制子宫平滑肌收缩，抗凝血作用；白芍具有良好的镇痛作用，另外白芍提取物具有促进雌激素分泌和子宫发育的功能，且芍药苷能明显抑制催产素引起的子宫收缩；枳壳具有调节胃肠平滑肌运动、调节子宫平滑肌、利尿、抗炎的作用；当归具有促进造血功能，还可以调节子宫平滑肌兴奋性、改善免疫功能。诸药合用，镇痛、提高免疫、抑制子宫收缩。

临证参考：

1. 虽然这类的子悬病是由于肝气不能正常疏散所引起，但这类病证也同时是因为缺乏血液的滋养的缘故。因此，在疏肝理气的时候，仍然应当兼顾补充血液。不过，补血药物的药性偏于温燥，容易导致肝气更加横逆，比不上补阴药物的药性来得温和。所以应当注意，大多数补阴药物的功效，主要还是作用在肝与肾，换句话说，只要能够滋养肝与肾的阴液，也就能够间接滋养血液。另外，本病多由情志导致，应多嘱患者调畅情志、注意饮食和起居，不必乱投药饵，而影响胎元。

2. 烦躁不安者，加阿胶（烊化）、沙参滋阴养血以培其本；胎动不安者，加黄芩、桑寄生清热安胎；伴食少腹胀者，加薏仁清热利湿健脾；兼胃气上逆而见呕吐者，加陈皮、紫苏梗、法半夏以降逆止呕；肝郁化火而见口苦咽干、烦躁不安者，加柴胡、牡丹皮、合欢花以疏肝清热。

三十六、助气补漏汤

来源：《傅青主女科·妊娠·妊娠小便下血病名胎漏四十六》

组成：人参（一两）　白芍（五钱，酒炒）　黄芩（三钱，酒炒黑）　生地（三钱，酒炒黑）　益母草（一钱）　续断（二钱）　甘草（一钱）

用法：水煎服。

功用：补气摄血，泻火止漏。

主治：气虚血热之妊娠期阴道出血（妊妇有胎不动，腹不疼，而小便中时常有血流出者）。

效果：一剂而血止，二剂再不漏矣。

治法：补其气之不足，而泄其火之有余。

歌括：妊娠胎安腹不痛，小便时时血水淋。

气虚下陷胎方漏，补气泄火法最精。

助气补漏白芍参，生地益母枯黄芩。

续断甘草同煎滚，二剂漏止胎可荫。

方解：用人参补气，气旺血才得以固摄；黄芩清热泻火，火退则血自安；续断固带脉，坚胎气；生地黄制黑炭，不仅养阴安血，又起止血之意，并助益母草和血宁络；白芍配甘草具有敛阴柔肝益木，调节气血之功用。诸药咸宜，气血融合，归经有序，冲任自然得固，则胎漏可安，实为治胎漏之良方。

医论：

隋代巢元方的《诸病源候论》载：漏胞者……冲任气虚，则胞内泄漏。对于妇人胎漏，巢元方认为是因为冲任气虚引起的。

《傅青主女科》中对妊娠小便下血的论述：妊妇有胎不动腹不疼，而小便中时常有血流出者。人以为血虚胎漏也，谁知气虚不能摄血乎。夫血只能荫胎，而胎中之荫血，必赖气以卫之，气虚下陷，则荫胎之血亦随气而陷矣。然则气虚下陷，而血未尝虚，似不应与气同陷也。不知气乃血之卫，血赖气以固，气虚则血无凭依，无凭依必燥急，燥急必生邪热。血寒则静，血热则动，动则外出而莫能遏，又安得不下流乎。倘气不虚而血热，则必大崩，而不止些微之漏矣。治法宜补其气之不足，而泄其火之有余，则血不必止而自无不止矣。方用助气补漏汤。

此方用人参以补阳气，用黄芩以泄阴火。火泄则血不热而无欲动之机，气旺则血有依而无可漏之窍。气血俱旺而和协，自然归经而各安其所矣，又安有漏泄之患哉。傅山认为是由于气虚血热，气虚不能摄血，血热迫血，故小便中时常有血流出，当用助气补漏汤治之。

清代阎纯玺在《胎产心法》中写道：三月以前宜养脾胃，四月以后宜壮腰肾，补血顺气，佐以清热。阎纯玺提出妊娠期间应该补益脾胃腰肾及补益气血等，以防发生胎漏等情况。

临床应用：

助气补漏汤可应用于先兆流产、月经过多。

1. 助孕后先兆流产

张某，36 岁。患者 2 次自然流产后未避孕 3 年未孕，检查为双侧输卵管阻塞，曾在某妇儿医院试管婴儿助孕，胚胎移植后，一直用黄体酮注射液 60mg 肌肉注射。当停经 29 天起，阴道出现少量出血伴少腹隐痛，持续 7 天；停经 30 天时测定血 HCG358mlU/ml，P22ng/ml。舌质偏红、苔薄白，脉细滑。证属肾虚阴亏，冲任不宁之胎漏，投助气补漏汤加减：西洋参（泡服）、黄芩、血余炭各 12g，白芍、生地、川断、女贞子各 15g，山药、墨旱莲各 30g，白术 9g，菟丝子、仙鹤草各 50g，杜仲 20g，炙甘草 3g。水煎，每日 1 剂，分 2 次温服。治疗 3 天后阴道出血停止，少腹隐痛减轻，治疗 1 周后腹痛停止。因患者有 2 次流产史，故在阴道流血停止后，继以培土补肾、宁冲安胎，处方：党参、白芍、生地、川断各 15g，山药 30g，白术、黄芩各 9g，菟丝子 50g，杜仲 20g，麦冬 10g，炙甘草 3g。每日 1 剂，水煎服。治疗至孕 3 月，并定期检查，胎儿均正常，后足月剖宫产一女婴，发育正常。（金玲丽. 助气补漏汤加减治疗助孕后先兆流产 87 例 [J]. 浙江中医杂志，2010，45（10）：747-748.）

2. 月经过多

徐某，25 岁，已婚，1991 年 4 月 2 日初诊。月经过多已 5 年，以往月经基本正常，近 5 年经血量多如冲，每潮均需用卫生纸五包多，色鲜红，挟有较多血块，诊刮病理报告："子宫内膜有分泌，但较多的内膜呈增殖期改变"。来诊时适值月经周期第 14 天，头晕倦怠，纳谷不香，口干喜饮，心烦急躁，大便干结。脉象细弦，舌质淡暗有紫点，苔薄白。拟益气养阴，清热固经法。方用党参 12g，白芍、黄芩、续断各 10g，生地、益母草、山药各 15g，炙甘草 3g，女贞子、旱莲草、丹皮各 10g。服 10 剂后，月经来潮（周期 27 天），血量稍减，惟小腹胀痛较剧，乃兼气滞血瘀之象，复用原方去女贞子、旱莲草、山药，加丹参、制香附各 10g，参三七粉 1.5g（冲服）。经行 5 天净，共用纸 4 包。仍用原方加减治疗，经量逐月减少，3 个月后，每潮用纸 2 包，兼症消失。（江婉君 . 助气补漏汤治疗妇科出血症的体会 [J]. 四川中医，1995（08）：43.）

现代药理研究：

人参皂苷及注射液具有抗休克作用；能增强消化、吸收功能，保护胃肠细胞，改善脾虚症状，能促进组织对糖的利用，促进大脑对能量物质的利用，增强免疫功能、抗肿瘤、抗辐射；白芍水煎液具有镇静、抗抑郁、调节胃肠功能的作用，黄芪具有调节免疫、保护心血管与神经系统、抗肿瘤、护肝等药理作用。生地黄有一定的降血糖作用，可增强体液免疫和细胞免疫功能；续断增强心肌代谢应激能力，能减少自由基对机体的损伤，具抗氧化作用。诸药合用具有止血、增强免疫的作用。

临证参考：

1. 若下血较多者，加阿胶（烊化）、旱莲草养阴止血；若阴虚发热者，加知母、青蒿以清虚热；胃纳不佳者，加陈皮、砂仁理气；气虚甚而见食少、气短、懒言者，加黄芪、白术以补气健脾；如炽热较甚而见口苦咽干、下血鲜红者，加玄参、山栀子以清热凉血。

三十七、理气散瘀汤

来源：《傅青主女科·小产·跌闪小产五十二》

组成：人参（一两）　黄芪（一两，生用）　当归（五钱，酒洗）　茯苓（三钱）　红花（一钱）　丹皮（三钱）　姜炭（五钱）

用法：水煎服。

功用：补气生血，活血止血。

主治：跌扑闪挫之小产致血室损伤（妊妇有跌扑闪挫，遂致小产，血流紫块，昏晕欲绝者）。

效果：一剂而流血止，二剂而昏晕除，三剂而全安矣。

治法：补气以生血。

歌括：闪跌小产血块流，昏晕欲绝命将休。

血室损伤伤甚重，理气散瘀病可瘳。

参芪补气气力足，归丹生血瘀难留。

红姜活血除昏晕，茯苓利水血自收。

方解：人参和黄芪是方剂配伍中常用中药材，能够补元气，治虚劳，气血双补，此方用人参、黄芪以补气摄血。用当归、丹皮以养血祛瘀。用红花、黑姜以活血化瘀。用茯苓以利水，水利则血易归经也。

医论：

隋代巢元方的《诸病源候论》载：堕胎损经脉，损经脉，故血不止也，泻血多者，便致烦闷，乃至死也。

临床上应该注重堕胎、小产后的治疗，巢元方认为堕胎损伤经络，会使血流不止，导致烦闷。

《傅青主女科》中对跌闪小产的论述：妊妇有跌扑闪挫，遂致小产，血流紫块，昏晕欲绝者。人皆曰瘀血作祟也，谁知是血室损伤乎。夫血室与胞胎相连，如唇齿之相依。胞胎有伤，则血室亦损，唇亡齿寒，理有必然也。然胞胎伤损而流血者，其伤浅；血室伤损而流血者，其伤深。伤之浅者疼在腹，伤之深者晕在心。同一跌扑损伤，而未小产与已小产，治各不同。未小产而胎不安者，宜顾其胎，而不可轻去其血；已小产而血大崩，宜散其瘀，而不可重伤其气。盖胎已堕，血既脱，而血室空虚，惟气存耳。倘或再伤其气，安保无气脱之忧乎。经云：血为营，气为卫。使卫有不固，则营无依而安矣。故必补气以生血，新血生而瘀血自散矣。方用理气散瘀汤。

此方用人参、黄芪以补气，气旺则血可摄也；用当归、丹皮以生血，血生则瘀难留也；用红花、黑姜以活血，血活则晕可除也；用茯苓以利水，水利则血易归经也。

傅山认为跌闪小产后，血既脱而血室空虚，只有气存于内，应当补气生血、活血止血，用理气散瘀汤治之。

临床应用：

理气散瘀汤在现代临床主要应用于不全流产。

1. 不全流产

张某，女，32岁，2014年6月20日初诊。自诉妊娠3月余，引产后阴道少量出血7天，行B超检查示宫内残留，在宫底部，经缩宫素肌注5天，不效，遂来我处诊治。见阴道少量出血，腰酸，面色无华，纳眠可，二便尚调，舌淡红苔薄白，脉细无力。考虑流产后气虚，血瘀胞宫，给予理气散瘀汤加减，方药如下：党参30g，生黄芪30g，当归15g，茯苓9g，红花5g，丹皮9g，枳壳12g，益母草9g，炮姜炭3g，甘草3g，3剂，水煎400毫升，分两次早晚空腹口服。6月25日复诊，自诉阴道出血停止，复查B超显示，子宫附件未见异常。（侯红霞.傅青主理气散瘀汤治不全流产[N].中国中医药报，2015-09-21（005）.）

现代药理研究：

黄芪通过增加体液免疫、细胞免疫功能及抗应激作用，兴奋子宫，以使子宫平滑肌间歇式强制收缩、压迫子宫，促进造成子宫出血的子宫内膜剥脱而达止血目的。且黄芪对造血功能有一定的改善作用，人参皂苷及注射液具有抗休克作用，能增强消化、吸收功能，能促进组织对糖的利用，能促进造血功能、增强免疫功能、抗肿瘤、抗辐射；当归能显著促进血红蛋白及红细胞的生成，当归及其阿魏酸钠有明显的抗血栓作用，可以增加冠脉血流量，保护心肌缺血；茯苓多糖具有免疫调节、抗肿瘤、抗炎、抗氧化、保肝等多种功能。诸药合用，具有改善造血功能，提高免疫的作用。

临证参考：

1. 傅山本条主要阐述了闪跌后致小产的发病机制，借用唇齿相依来比喻血室与胞胎之间的密切关系。由于跌扑损伤轻重的程度不同，所以临床表现各有所异。傅氏强调指出，对于未发生小产而胎动不安患者，宜顾其胎，不可以轻易使用活血之药去其瘀血；若已小产，症见出血量多如崩，并有瘀血块排出，宜采用活血散瘀之法，但不可重用破气之药，避免重伤其气，因为气伤则不能助血的运行致瘀血留而难去。

2. 如尚未排出胎儿者，加杜仲炭、续断以补肾系固胎元而补血；如血崩不止者，加贯众炭凉血止血；如昏晕欲绝者，加元胡炭行气止痛；如血脱及气，有亡阳表现者，加制附子以回阳止脱。

三十八、黄芪补气汤

来源：《傅青主女科·小产·畏寒腹疼小产五十四》

组成：黄芪（二两，生用）　当归（一两，酒洗）　肉桂（五分，去粗皮，研）

用法：水煎服。

功用：大补气血，温阳散寒。

主治：阳虚气弱之小产（妊妇有畏寒腹痛，因而堕胎者）。

效果：五剂愈矣。

治法：补肾中阳气，祛胞胎之寒。

歌括：妊妇腹痛畏寒凉，小产原因气虚张。

气旺胎牢气衰堕，此理精微细思量。

黄芪补气生用良，二两黄芪一两当。

肉桂五分同煎服，五剂全愈效非常。

方解：此方重用黄芪二两，量大力宏，大补肺脾之气，补气以裕生血之源，配伍当归，养血和营，以阳生阴长，气旺血生，少量肉桂温肾散寒。气旺则火旺，气旺则胎牢。

医论：

明代张景岳的《景岳全书·妇人规》载：凡胎孕不固，无非气血损伤之病，盖气虚则提摄不固，血虚则灌溉不周，所以多致小产。张景岳认为多是因气虚、血虚导致的。

《傅青主女科》中对畏寒腹疼小产的论述：妊妇有畏寒腹疼，因而堕胎者。人只知下部太寒也，谁知是气虚不能摄胎乎。夫人生于火，亦养于火，非气不充，气旺则火旺，气衰则火衰。人之所以坐胎者，受父母先天之真火也。先天之真火，即先天之真气以成之。故胎成于气，亦摄于气，气旺则胎牢，气衰则胎堕。胎日加长，而气日加衰，安得不堕哉！况又遇寒气外侵，则内之火气更微，火气微则长养无资，此胎之不能不堕也。使当其腹疼之时，即用人参、干姜之类补气祛寒，则可以疼止而胎安。无如人拘于妊娠之药禁而不敢用，因致堕胎，而仅存几微之气，不急救气，尚有何法？方用黄芪补气汤。

倘认定是寒，大用辛热，全不补气与血，恐过于燥热，反致亡阳而变危矣。

傅山认为小产是由于气血亏虚、寒侵阳衰，应当用黄芪补气汤来补气祛寒、止疼安胎。

临床应用：

黄芪补气汤在现代临床应用于产后尿潴留的治疗。

1. 产后尿潴留

丁某，24 岁，初产妇。于 1997 年 2 月 17 日晚 11 时，经会阴侧切后，娩出一女婴。产时出血约 160ml，总产程 14h。产后小便未解，至第 2 日上午 10 时有尿意，欲溲点滴不通，经温敷、针刺无效后，予以导尿。至傍晚 6 时，少腹胀急，如厕数次，小便不通，肌注新斯的明无效，即予留置尿管，并行定时放尿。至产后第 3 日仍未能自解小便。面色少华，动辄汗出，腰酸膝软，纳谷不香，脉沉细无力，舌质淡，边有齿痕，苔薄白。施以黄芪补气汤加枳壳、山楂治疗，服药后 1h，尿通而畅。3 剂后，乳汁佳，诸症愈。（单润琴.黄芪补气汤治疗产后尿潴留 54 例 [J].安徽中医学院学报，1999（02）：23–24.）

现代药理研究：

黄芪、当归具有抗肿瘤的作用。将黄芪多糖与抗肿瘤药物联用，可以延长晚期非小细胞肺癌患者的寿命，并提高其生活质量，另外黄芪黄酮能够抑制 K562 细胞增殖；当归多糖能够抑制宫颈癌细胞增殖，还可以诱导其凋亡。黄芪补气汤提取物具有体外抗肿瘤活性，有开发成辅助抗肿瘤药物的潜力。（崔鹏.黄芪补气汤提取物的免疫活性及抗肿瘤活性研究 [D].兰州大学，2017.）

临证参考：

1. 通过"使当其腹疼之时，即用人参、干姜之类，补气祛寒，则可以疼止而胎安。"反映出傅氏重视疾病早期治疗，同时也告诫医者不要过于拘泥于妊娠期而不敢用药，关键是在于审因辨证，用药妥当。即使是一派寒证，也不可过用大辛大热之药，避免亡阳，治疗时要佐以益气养血之品，气血兼顾。这正符合"阴中求阳，阳得阴助则生化无穷"之意，这一理论至今启迪后世指导临床。

2. 若下血多而不止者，加阿胶（烊化）、艾炭以养血止血；阳气虚者，加人参以大补元气；血虚者，加阿胶（烊化）以养血。

三十九、转天汤

来源：《傅青主女科·难产·脚手先下难产五十八》

组成：人参（二两）　当归（二两，酒洗）　川芎（一两）
川牛膝（三钱）　升麻（四分）　附子（一分，制）

用法：水煎服。

功用：补气养血，理气催生。

主治：气血虚弱之脚手先下难产（妊妇生产之际，有脚先
下而儿不得下者，有手先下而儿不得下者）。

效果：一剂而儿转身矣，再二剂自然顺生。

歌括：脚手先下难产生，原因气血两不盈。

针儿手脚痛缩入，再补气血救孩婴。

转天参归和川芎，牛膝升麻附子同。

一剂儿身即顺转，二剂婴儿即降生。

方解：辄看此方，难信区区六味平淡之药，就有转天之功，
然细细察之，便可悟出其中奥妙所在，而信其临床之神效。方
中重用人参二两大补元气以补气举胎；用当归以养血活血、川
芎以补血行气；升麻性升举，有举胎作用而升胎身；牛膝引药
下行，使其作用于胞宫而降胎头；附子性味辛热，以小剂量温

暖胞宫，胎儿得热则动，有促使胎儿活动之功效。

医论：

宋代陈自明《妇人大全良方·产难门》：凡妇人以血为主，惟气顺则血顺，胎气安而后生理和。

今富贵之家，往往保惜产母，惟恐运动，故羞出入，专坐卧。曾不思气闭而不舒快，则血凝而不流畅，胎不转动，以致生理失宜，临产必难，甚至闷绝……贫者生育，日夕劳苦，血气舒畅，生理其易，何俟乎药！则孕妇常贵于运动者明矣。

陈自明强调了富贵之家因保惜产母，产妇过于安逸，缺乏运动，导致难产。

《傅青主女科》：妊妇生产之际，有脚先下而儿不得下者，有手先下而儿不得下者。人以为横生倒产，至危之症也，谁知是气血两虚之故乎。夫儿在胞胎之中，儿身正坐，男面向后，女面向前。及至生时，头必旋转而向下生，此天地造化之奇，非人力所能勉强者。虽然先天与后天原并行而不悖，天机之动，必得人力以济之。所谓人力者，非产母用力之谓也，谓产母之气与血耳。产母之气血足，则胎必顺；产母之气血亏，则胎必逆。顺则易生，逆则难产。气血既亏，母身必弱，子在胞中亦必弱。胎弱无力，欲转头向下而不能，此胎之所以有脚手先下者也。当是之时，急用针刺儿之手足，则儿必痛而缩入。急用转天汤以救顺之。

此方之妙，用人参以补气之亏，用芎、归以补血之亏，人人皆知其义。若用升麻，又用牛膝、附子，恐人未识其妙也。盖儿已身斜，非用提挈则头不易转。然转其身，非用下行则身不易降。升麻、牛膝并用，而又用附子者，欲其无经不达，使气血迅速以催生也。

临床应用：

转天汤原本用于气血虚弱之脚手先下难产，现代临床可以用来矫正胎位不正。

1. 胎位不正

黄某，28 岁，第 1 胎妊娠 34 周，胎方位 RSA，经服用中药数剂及结合艾灸至阴穴，仍未能使胎位转正，前来就诊。患者瘦高体型，面色少华，常有头昏肢乏诸症，舌淡略胖，苔薄白，脉象弦细带滑。脉症合参，乃气血两虚之故也，颇合转天汤之症。处方：党参 20g，当归 10g，川芎 10g，川牛膝 5g，升麻 1g，菟丝子 15g，白芍 12g，白术 10g，3 剂。患者服 2 剂后，自觉胎已转正，再诊要求产检，经查胎方位转为 LOA。嘱患者服完 3 剂，定期产检，此后胎位转正，足月顺娩一健康女婴。（张月娟.转天汤治疗胎位不正.会议论文见中医杂志增刊.[J].中医杂志.2007年 6 月 48 增刊：115 卷）

现代药理研究：

人参对中枢神经系统功能既有兴奋作用，又有抑制作用，通过调节，可使兴奋与抑制过程达到平衡。人参皂苷对脑缺血损伤有保护作用，可以改善免疫功能，提高补体含量。人参对骨髓造血有刺激作用，可以改善物质代谢，增强心功能、抗心肌缺血缺氧损伤、抗心律失常、抗休克。当归可以促进造血功能，抑制血小板聚集及抗血栓形成，改善血流动力学，抗心肌缺血，调节子宫平滑肌兴奋性。川芎、升麻对子宫平滑肌有解痉作用，既可防止子宫收缩导致流产，又可为胎儿准备一个相对充足的空间。牛膝总皂苷对子宫平滑肌有明显的兴奋作用，附子可以兴奋下丘脑－垂体－肾上腺皮质系统，提高交感神经的兴奋性。全方可以补气养血，调节子宫平滑肌兴奋性。

临证参考：

1. 难产对母婴健康的危害较大，应当做好产前检查，早期发现，及时治疗。对孕妇做好产前教育，解除思想顾虑和恐惧心理。分娩时鼓励多进食，做到"睡、忍痛、慢临盆"，排空大小便，适当运用镇静剂和宫缩剂，一旦发现异常，及时处理。

2. 临床上胎位不正的产妇，一般禀赋虚弱，常常出现气血两亏之证，其机理与傅氏所述脚手先下之难产相同，故可用此方治疗。在治疗中应注意几点：第一，可借助 B 超，排除脐带绕颈，若有脐带绕颈，一般不用；第二，服药后会出现胎动较为频繁，要交代患者，服药后须松衣带，取平卧或半卧位；第三，必须交代患者密切注意胎动情况，有条件者要勤听胎心；第四，当胎位转正后，可固定之，并嘱患者尽量不下蹲。

3. 若血虚偏甚者，酌加白芍；脾气虚者，酌加白术；胎热者，取黄芩配白术以清热安胎；肾虚者，合寿胎丸；气滞者，加砂仁。
原方用附子意在其无经不达，求快速催生之效，而转胎意在以
后顺产，必需安胎，恐附子大辛大热，药力较猛，故去之。

四十、救母丹

来源：《傅青主女科·难产·子死产门难产六十》

组成：人参（一两）　当归（二两，酒洗）　川芎（一两）益母草（一两）　赤石脂（一钱）　芥穗（三钱，炒黑）

用法：水煎服。

功用：益气养血，化瘀下胎。

主治：气血亏虚之子死产门难产（妇人有生产三四日，儿已到产门，交骨不开，儿不得下，子死而母未亡者）。

效果：一剂而死子下矣。

治法：补血以生水，补气以生血。

歌括：子死产门难生产，服开骨药徒枉然。

大补气血方为妙，能下死子保母安。

救母丹中当归先，人参川芎益母团。

黑荆芥穗赤石脂，一剂子下保平安。

方解：方中人参、当归、川芎共为君药，补气、补血，又能行血。当归补血活血，化瘀生新；川芎活血，又能行血中之气，以行气逐瘀；人参补中益气、生津养血。气血旺则上能升，下能降，血能行。益母草行瘀血，生新血，善下死胎；赤石脂化恶血，使恶血去，而胎自下；合炒黑芥穗引血归经，收涩止血，使胎下而不致出血过多。全方以固护母体为主，下胎之药亦注意保护母体，防脱防瘀。

医论：

《傅青主女科》：妇人有生产三四日，儿已到产门，交骨不开，儿不得下，子死而母未亡者。服开骨之药不验，当有死亡之危。今幸而不死者，正因其子死而胞胎下坠，子母离开，母气已收，未至同子气俱绝也。治但救其母，而不必顾其子矣。然死子在产门，塞其下口，有致母死之患。宜用推送之法，补血以生水，补气以生血，使气血两旺，死子可出，而存母命也。倘徒用降子之剂以坠之，则死子未必下，而母气先脱矣，非救援之善者也。山亲见此等之症，常用救母丹，活人颇多。故志之。

此方用芎、归以补血，人参以补气。气旺血旺，则上能升而下能降，气能推而血能送。况益母草又善下死胎，石脂能下瘀血，自然一涌而出，无少阻滞矣。

临床应用：

临床用救母丹治疗不完全性流产。

1. 不完全性流产

李某，女，35岁，农民。孕4产2。因阴道出血半月不止就诊。患者平素经期正常，此次错后半月，有恶心厌食等早孕反应，阴道出血开始量少淋漓。近几天增多，并夹杂烂肉样胚胎小块，腹痛阵作，腰酸下坠，面色苍白，头晕心悸，脉细数。诊为不完全性流产。治以活血逐瘀，养血止血。处方：党参 30 克，当归 30 克，川芎 15 克，坤草 30 克，赤石脂 6 克，黑芥穗 12 克，黄芪 15 克，阿胶 15 克，三七粉 4 克（冲服），仙鹤草 30 克，甘草 6 克。在严密观察下，一剂水煎急服后，血量有减，续服二剂则瘀尽血止，腹不痛，腰仍酸，余无不适，继给以八珍益母丸调理。一月后复诊，月经正常，并接受放环手术。（胡小芳．运用救母丹治疗难免及不全流产 [J]．河南中医，1989，9（02）：27．）

高月红对来院进行治疗的患有胎死不下病的 100 例患者，根据患者入院后的病床号单双号进行分组，其中病床号为单号的患者作为常规西药组，而病床号为双号的患者作为中西医结合组，各 50 例。两组患者的一般资料差异无统计学意义（P ＞ 0.05），具有可比性。对常规西药组患者采取常规西医药物进行治疗，米非司酮的初始剂量为 1 粒 / 次，1 次 / 天，需要连续服用 2 天，在第 3 天服用米索前列醇药物，药物剂量为 0.6mg/次，1 次 / 天。对中西医结合组患者采取救母丹加减联合西医药物进行治疗，其中西医药物治疗的方法同常规西药组完全一致，而救母丹的主要药物为党参 15g、益母草 15g、香附 10g、紫草 10g、桃仁 10g、当归 10g、荆芥穗 5g，3 剂，水煎服，2 次 / 天。结果显示：中西医结合组与常规西药组患者的临床疗效以及阴道流血量等数据对比差异有统计学意义（P ＜ 0.05）。得出结论，救母丹加减联合西药对胎死不下病的临床疗效显著，可加以推广。（高月红．救母丹加减联合西药对胎死不下病的临床疗效 [J].
世界复合医学，2020，6（11）：154-156.）

现代药理研究：

当归对子宫有双相调节作用，具有兴奋和抑制子宫平滑肌
的作用；川芎活血，又能行血中之气，行气逐瘀，收缩子宫，
促使宫内残留物排出；益母草有增强子宫收缩力的作用；荆芥
可以抗炎、抗菌、抗病毒，改善血流流变学。救母丹方中诸药
可以起到排除殒胎、剔除残余绒毛、并减少子宫出血及加快子
宫复旧的作用，从而达到类似清宫的目的。（陈锦玉，陈春玲，
李钰军．脱花煎合救母丹加减治疗产后胎膜残留的疗效观察 [J].
中医药导报，2014，20（13）：76-77.）

临证参考：

1. 现代医学认为，子死产门多为胎儿缺氧所致，母体因素
如妊娠高血压综合征、糖尿病、过期妊娠等；子宫局部因素如
子宫张力过大或收缩力过强，子宫破裂等都会导致分娩过程中
发生胎儿死亡现象。临床应密切监测，及早发现治疗，必要时
予以剖宫产。

四十一、安心汤

来源：《傅青主女科·正产·正产败血攻心晕狂六十五》

组成：当归（二两）　川芎（一两）　生地（五钱，炒）丹皮（五钱，炒）　生蒲黄（二钱）　干荷叶（一片，引）

用法：水煎服。

功用：补心养血逐瘀。

主治：心血虚衰之正产败血攻心晕狂（妇人有产后二三日，发热，恶露不行，败血攻心，狂言呼叫，甚欲奔走，拿提不定）。

效果：一剂而狂定，恶露亦下矣。

治法：大补心中之血。

歌括：产后二三日之中，恶露不行血上攻。

狂言呼叫甚奔走，血室空虚病由生。

安心汤中当归芎，生地丹皮蒲黄冲。

荷叶少许通七窍，少服取效多无功。

方解：方中重用当归、川芎以养血补心，川芎为血中之气药，能上行头目，下行血海，当归配之则可补血活血，使补血而不滞血，行血而不伤血。生地、丹皮能清血中之瘀热，荷叶以通窍升阳。

医论：

《傅青主女科》中对正产败血攻心晕狂的论述：妇人有产后二三日，发热，恶露不行，败血攻心，狂言呼叫，甚欲奔走，拿提不定。人以为邪热在胃之过，谁知是血虚心不得养而然乎。夫产后之血，尽随胞胎而外越，则血室空虚，脏腑皆无血养，只有心中之血，尚存几微，以护心君。而脏腑失其所养，皆欲取给于心，心包为心君之宰相，拦绝各脏腑之气，不许入心，始得心神安静，是护心者全藉心包之力也。使心包亦虚，不能障心，而各脏腑之气遂直入于心，以分取乎心血。心包情急，既不能内顾其君，又不能外御乎众，于是大声疾呼，号鸣勤王，而其迹象反近于狂悖，有无可如何之势，故病状似热而实非热也。治法须大补心中之血，使各脏腑分取以自养，不得再扰乎心君，则心君泰然，而心包亦安矣。方用安心汤。

此方用芎、归以养血，何以又用生地、丹皮之凉血，似非产后所宜。不知恶露所以奔心，原因虚热相犯，于补中凉之，而凉不为害。况益之以荷叶，七窍相通，引邪外出，不惟内不害心，且佐蒲黄以分解乎恶露也。但只可暂用以定狂，不可多用以取咎也。谨之！慎之！

傅山认为安心汤可以用以治疗正产败血攻心晕狂，因为产后血液外流，胞宫空虚，脏腑失养，而脏腑失去血之濡养都想从心补充，心包是心君的宰相，能够阻拦各脏腑之邪气，不准侵犯于心，这样才能得以心神安定，所以心神安定全靠心包起到保护心君的作用，故用安心汤治之。

临床应用：

安心汤可以应用于产后病狂。

1. 产后病狂

崔某，女，34 岁，1982 年 4 月 6 日初诊。新产 4 日，昨日下午突然发狂，语言错乱，奔走无常，赤臂乱舞，不避亲疏，拒绝饮食。问及病史，其夫云：妻产后自诉少腹疼痛，次日下午周身发热，经当地医生用青霉素等药治疗，发热减轻但不欲饮食。顺产，产后出血量少，只有少量黑血排出。察舌红绛，脉弦有力。《傅青主女科》正产门有"正产败血攻心晕狂"一说，是谓正产恶露不行，败血攻心所致。予傅氏安心汤，药用：当归 60g，川芎 30g，生地黄、丹皮各 15g，生蒲黄 9g，干荷叶 1 片。2 剂，每日 1 剂，水煎服。3 日后，患者狂乱渐止，神智已清，言语应答自如，只感小腹疼痛，恶露稍有增多，时有紫黑血块排出，但仍精神不振，能进少量饮食。产后虚瘀之证并见，药用生化汤加减：当归 24g，益母草、桃仁各 12g，川芎、炮姜炭、焦山楂各 9g，砂仁、香附各 6g，红参 3g，炙甘草 3g。3 剂，每日 1 剂，水煎服。患者服后，能饮小米粥 1 碗，脉静神定气爽，嘱其饮食调养，后无复发。（王金亮.《傅青主女科》方临证治验举隅 [J]. 山西中医，2008（11）：28.）

现代药理研究：

当归素有"补血要药"之称，能够促进人体的造血功能，多糖类作为当归的重要的化学成分之一，能够促进造血细胞的分化和增殖，对造血微环境形成刺激促进其释放造血生长因子，最终促进造血细胞生成；川芎生物碱能通过抑制心肌细胞凋亡以减少心肌缺血损伤，起到保护心肌的作用；丹皮具有抗心肌缺血、抗菌、抗炎、镇痛、解热等作用；蒲黄具有止血、抗心肌缺血、抗血小板聚集、降血脂的作用，这些作用与其化瘀、止血功效相关。故安心汤诸药合用，用以补血养血、活血逐瘀。

临证参考：

1. 此方药只可以暂时用来治疗狂乱，不可以多用以免引起不良后果。临床应用一定要谨慎。服药后狂症减轻，应该服用加味生化汤：当归（酒洗）33g，川芎 9g，桃仁（研）4.5g，黑芥穗 3g，丹皮 4.5g。服用 4 剂较好。

2. 傅氏认为本病的发生是由于产后血虚，心失所养，虚热内扰，扰乱心神，在治疗上采用补心养血、清热行瘀之法。临床上所见的正产败血攻心所致晕狂，类似于现代医学的产褥期抑郁症，多在产后两周内发病。历代医家论及此证，有因惊恐、血虚精神失守、败血攻心所引起，但以产后阴血匮乏为其发病的主因。产褥期间并发精神疾病者还应配合心理疏导治疗。

四十二、散结定疼汤

来源:《傅青主女科·产后·产后少腹疼六十七》

组成: 当归（一两，酒洗） 川芎（五钱，酒洗） 丹皮（二钱，炒） 益母草（三钱） 黑芥穗（二钱） 乳香（一钱，去油） 山楂（十粒，炒黑） 桃仁（七粒，泡，去皮尖，炒，研）

用法: 水煎服。

功用: 补血活血，去瘀生新。

主治: 瘀血阻滞之产后少腹疼（妇人产后少腹疼痛，甚则结成一块，按之愈疼）。

效果: 一剂而疼止而愈，不必再剂也。

治法: 于补血之中行逐瘀之法。

歌括: 妇人产后少腹疼，甚结成块按更痛。

瘀血作祟非儿枕，补逐兼行自有功。

散结定疼当归芎，丹皮益母与黑荆。

乳香山楂桃仁炒，一剂痛止勿多用。

方解: 方中以当归为君药，养血活血；川芎、益母草、桃仁、乳香、山楂增强活血化瘀的作用；佐以丹皮凉血活血，行血破瘀，黑芥穗消风止血，一清一温相合，增加了辛散化瘀之力，又无伤血之弊。诸药合用，逐瘀于补血之中，消块于生血之内。

医论：

宋代陈自明《妇人大全良方·产后儿枕心腹刺痛方论》：夫儿枕者，由母胎中宿有血块……若产妇脏腑风冷，使血凝滞，在于小腹不能流通，则令结聚疼痛，名曰儿枕也。宋陈自明解释了儿枕痛为产妇感受风冷寒邪，使血液收引凝滞，瘀结小腹不能流通。

明代张景岳《景岳全书·妇人规·产后腹痛》：产后腹痛，最宜辨察虚实。血有留瘀而痛者，实痛也；无血而痛者，虚痛也。大都痛而且胀，或上冲胸胁，或拒按而手不可近者，皆实痛也。宜行之、散之。若无胀满，或喜揉按，或喜热熨，或得食稍缓者，皆属虚痛，不可妄用推逐等剂。张景岳提出产后腹痛必须明辨虚实，虚实不同，治法亦不同。

明陈文昭《陈素庵妇科补解·产后众疾门》中列举五种产后腹痛的原因：产后腹痛，其证不一，有临产寒气入胞门，有产后余血未尽，有伤食，有新感客寒，有血虚，当审所因治之。

《傅青主女科》：妇人产后少腹疼痛，甚则结成一块，按之愈疼。人以为儿枕之疼也，谁知是瘀血作祟乎。夫儿枕者，前人谓儿头枕之物也。儿枕之不疼，岂儿生不枕而反疼，是非儿枕可知矣。既非儿枕，何故作疼？乃是瘀血未散，结作成团而作疼耳。凡此等症，多是壮健之妇，血有余而非血不足也，似乎可用破血之药。然血活则瘀自除，血结则瘀作祟，若不补血而反败血，虽瘀血可消，毕竟耗损难免。不若于补血之中，以行逐瘀之法，则气血不耗，而瘀亦尽消矣。方用散结定疼汤。

此方逐瘀于补血之中，消块于生血之内，妙在不专攻疼病而疼病止。彼世人一见儿枕之疼，动用元胡、苏木、蒲黄、灵脂之类以化块，又何足论哉。

临床应用：

散结定疼汤补血活血，祛瘀生新，可以治疗药物流产后阴道流血。

1. 药物流产后阴道流血

谭桂云采用《傅青主女科》中的散结定疼汤治疗药物流产后阴道出血 102 例，疗效满意，并与药物流产后未加用其他药物治疗的 99 例进行对照观察。两组 220 例均为此次妊娠前 3 个月经周期正常，经 B 超确诊为宫内妊娠 ≤ 7 周，自愿要求药物流产，无药物禁忌症的我院门诊病人。随机分为治疗组和对照组。治疗组 102 例中，年龄 17 ~ 42 岁；停经 35 ~ 60 天。对照组 99 例中，年龄 18 ~ 40 岁；停经 35 ~ 55 天。两组在年龄、停经时间、受教育程度、卫生条件及孕产史等方面均无统计学差异，具有可比性。两组病人前 3 天均给予米非司酮 25mg/ 次，每天 3 次，连服 2 日，第 3 天早晨空腹 1 次性口服米索前列醇 60ug，在妇科病房留观至排出孕囊。术后常规予头孢拉定 0.5mg，每日 3 次，预防感染。治疗组病人在口服米索前列醇后 6h 后，不论孕囊排出与否，均加服散结定疼汤：当归 6g，川芎 6g，丹皮 12g，益母草 30g，荆芥炭 9g，乳香 6g，山楂 10g，桃仁 12g。每日 1 剂，连服 5 剂。两组病人于服米索前列醇后第 7 天、第 15 天、第 45 天均进行定期随访。结果治疗组 102 例中，完全流产 99 例，不全流产 3 例。对照组 99 例中，完全流产 93 例，不全流产 5 例，失败 1 例。两组比较，P ＜ 0.05。治疗组 102 例中，阴道出血量多于月经量 23 例，等于月经量 36 例，少于月经量 43 例。对照组 99 例中，出血量多于月经量 33 例，等于月经量 45 例，少于月经量 21 例。两组比较，差异有显著性（P ＜ 0.05）。治疗组 102 例中，阴道出血时间 7 天以内（含 7 天）者 64 例，超过 7 天者 38 例，平均出血时间为 8.64 ± 2.35 天。对照组 99 例中，7 天以内（含 7 天）者 40 例，超过 7 天者 59 例，平均出血时间 14.28 ± 6.81 天。两者比较，差异有显著性（P ＜ 0.05）。观察中散结定疼汤在减少出血量、缩短出血时间方面均较对照组有明显优势。由此可见，药物流产后加用散结定疼汤，既能减轻药物流产后的不良反应，又可减少出血量，缩短出血时间。（谭桂云 . 散结定疼汤治疗药物流产后阴道流血 102 例总结 [J]. 湖南中医杂志，2005（01）：22-23.）

现代药理研究：

当归、川芎、益母草、丹皮均有兴奋子宫的作用；桃仁有显著抑制凝血的作用；荆芥生品不能明显缩短出血时间，但荆芥炭可使出血时间缩短 30%，凝血时间缩短 77.7%；另外，益母草、桃仁、当归、丹皮均有抗菌消炎作用。散结定疼汤在减少出血量、缩短出血时间方面均有明显优势。（谭桂云．散结定疼汤治疗药物流产后阴道流血 102 例总结 [J]．湖南中医杂志，2005（01）：22–23.）

临证参考：

1. 产褥早期，因子宫收缩而引起的小腹部疼痛，称"宫缩痛"，是产褥期的正常生理现象。这种疼痛大多数产妇可以忍受，少数腹痛较重，或持续不止者，就需要治疗。中医学认为产后腹痛与产褥期的气血运行不畅有关，根据产后多虚多瘀的特点，治疗以补虚化瘀为主，临证大多以生化汤加减。有资料表明，活血化瘀、调气止痛方药治疗产后腹痛可以改变血液流变学状态，缓解子宫平滑肌痉挛而达到止痛的目的。还有学者报道用针灸治疗产后腹痛，效果显著。除针药治疗外，同时还要注意稳定情绪，消除紧张、恐惧、忧郁的心理压力，舒畅气机，使气血流畅，有助于疼痛的缓解。

2. 气为阳，补气宜使气行调达，防止壅涩不疏，抑郁不畅；血为阴，补血宜令血运流通，防止凝结不动，瘀涩阻滞。气血两亏，有物质的不足，更有功能的下降，所以在调补气血时，需要注意药物的选用，不可过于壅滞，而应静中有动，动静结合。

3. 如果兼有气虚者，可酌加人参、黄芪；气滞明显者，可配伍香附、柴胡。

四十三、肠宁汤

来源：《傅青主女科·产后·产后少腹疼六十七》

组成：当归（一两，酒洗）　熟地（一两，九蒸）　人参（三钱）　麦冬（三钱，去心）　阿胶（三钱，蛤粉炒）　山药（三钱，炒）　续断（二钱）　甘草（一钱）　肉桂（二分，去粗，研）

用法：水煎服。

功用：补血益气，缓急止痛。

主治：血室空虚之产后少腹疼（妇人产后少腹疼痛，按之即止）。

效果：一剂而疼轻，二剂而疼止，多服更宜。

治法：产后虚疼尤宜补焉，必须用补血之药。

歌括：产后腹痛按止焉，血虚作痛不同前。

血室空虚宜补血，相间补气两法全。

肠宁汤中用当归，地黄阿胶参麦桂。

山药续断生甘草，气血既生疼自回。

方解：方中当归、熟地黄、阿胶滋阴养血；人参（临床多以党参替代）、山药、甘草益气健脾，以资化源；续断补肝肾，益精血；麦冬养阴生津；佐以少量肉桂温通血脉，助阳化气。

诸药合用，气血双补，养血益阴，补气生津，血旺则子宫得以濡养，气旺则血行，气通血荣，其痛可除。

医论：

《傅青主女科》：妇人产后少腹疼痛，按之即止。人亦以为儿枕之疼也，谁知是血虚而然乎。夫产后亡血过多，血室空虚，原能腹疼，十妇九然。但疼有虚实之分，不可不辨。如燥糠触体光景，是虚疼而非实疼也。大凡虚疼宜补，而产后之虚疼，尤宜补焉。惟是血虚之疼，必须用补血之药。而补血之味，多是润滑之品，恐与大肠不无相碍。然产后血虚，肠多干燥，润滑正相宜也，何碍之有？方用肠宁汤。

此方补气补血之药也，然补气而无太郁之忧，补血而无太滞之患。气血既生，不必止疼而疼自止矣。

清代吴谦《医宗金鉴·妇科心法要诀》：产后腹痛，若因去血过多而痛者，为血虚痛者，为有余痛；若因伤食而痛者，必恶食胀闷；若因风寒乘虚入于胞中作痛者，必见冷痛形状。

临床应用：

肠宁汤可以治疗产后腹痛，功能性腹泻等病，有益气补血，缓急止痛之功效。

1. 产后腹痛

吴礼兰用中药肠宁汤化裁治疗血虚型产后腹痛 36 例，疗效满意。36 例患者均为本院妇产科住院病人；年龄 20～35 岁，其中 20～28 岁者 9 例，29～35 岁者 27 例；初产妇 8 例，经产妇 28 例；中医辨证为血虚型产后腹痛，其中兼寒者 11 例，兼热者 4 例，兼气滞者 5 例，兼瘀血者 10 例，单纯血虚型 6 例。主方以《傅青主女科》肠宁汤加减。药用：党参 15g，山药 30g，当归 12g，熟地黄 30g，阿胶（烊化）6g，肉桂 9g，川续断 15g，麦门冬 15g，炙甘草 9g。腹痛较重者，加川楝子 12g，延胡索 12g，没药 12g；兼寒者，加炮姜 9g，炮附子 6g；兼热者，加大黄 6g，牡丹皮 12g；气滞明显者，加香附 9g，木香 6g，延胡索 12g；血瘀明显者，加桃仁 9g，红花 9g，赤芍 12g；伴有便秘者，加桃仁 9g，麻子仁 9g。煎服法：以水浸泡 30min，煎煮 2 次，药液混合后分 2 次早晚温服。结果 36 例患者中，治愈 33 例，其中 1 剂治愈者 12 例，2 剂治愈者 14 例，3 剂治愈者 7 例；有效 3 例，无效 0 例，有效率为 100%。（吴礼兰．肠宁汤治疗血虚型产后腹痛 36 例 [J].河南中医，2011，31（08）：934.）

2. 功能性腹泻

罗太碧选择确诊的功能性腹泻患者 80 例，分别进行中药肠宁汤治疗和西药治疗，比较两种治疗方法的疗效。对照组 38 例，男 25 例，女 13 例，平均（44.2±5.3）岁，平均病程（5.6±2.8）年；观察组 42 例，男 28 例，女 14 例，平均（47.1±5.2）岁，平均病程（5.3±2.0）年。两组的性别、年龄、病程比较，差异均无统计学意义（P>0.05），具有可比性。对照组口服次碳酸铋，0.5～2g/次，3次/天。观察组给予肠宁汤治疗，当归30g（酒洗）、熟地30g（酒蒸）、人参9g、麦冬9g（去心）、阿胶9g（蛤粉炒）、山药 9g（炒）、续断 6g、甘草 3g、肉桂 0.6g（去粗，研）。肝郁脾虚型加炒白术 15g、白芍 15g、防风 10g、炒陈皮 10g、煨木香 10g、炒枳壳 10g、茯苓 30g、柴胡 10g；脾胃虚弱型加炒党参 20g、炒白术 15g、茯苓 30g、炒扁豆 10g；脾肾两虚型加制附子（先煎）6g、焦白术 15g、补骨脂 10g、吴茱萸 10g、肉豆蔻 10g。以上各型均 1 剂 / 天，水煎取汁 300ml，分早晚 2 次服。10 天为 1 个疗程，两组均治疗 2 个疗程。治疗后，观察组的每周腹泻次数明显低于对照组，两组比较，差异有统计学意义（P < 0.05）；两组的复发率比较，观察组也明显低于对照组，两组比较差异有统计学意义（P < 0.01）。两组的总体治疗效果比较，观察组显效 29 例，显效率达到 69.0%，明显高于对照组的 42.1%，差异有统计学意义（P < 0.01）；观察组的有效率为 85.7%，也明显高于对照组的 73.7%，差异有统计学意义（P < 0.05）。功能性腹泻的西药治疗效果不甚理想，并且有部分病例停药后复发，加重了患者身心负担。本文 42 例患者采用中药肠宁汤治疗，总有效率为 85.7%。随访 1 年，仅有 2 例功能性腹泻患者复发，总复发率为 4.8%，肠宁汤组的有效率和复发率都明显优于西药组，充分说明，肠宁汤治疗功能性腹泻的疗效好、复发率低，简便经济，值得推广应用。（罗太碧 . 肠宁汤治疗功能性腹泻 42 例体会 [J]. 吉林医学，2011，32（07）：1324–1325.）

现代药理研究：

人参、当归、熟地黄、麦冬、山药、阿胶均对免疫系统有促进作用，可以增强造血功能。肉桂、麦冬、熟地黄可以改善心功能，有强心的作用。当归可以调节子宫平滑肌，川续断对妊娠子宫有显著的抑制收缩作用。阿胶、肉桂对急性和慢性炎症反应均有抑制作用。甘草具有肾上腺皮质激素样作用，调节机体免疫功能。肉桂对机械、热和化学刺激引起的疼痛均有镇痛作用。全方可以起到强心，增强造血的作用，促进免疫，抑制子宫收缩，抗炎、镇痛。

临证参考：

1. 产后腹痛的辨证要以腹痛的性质，恶露的量、色、质、味的变改为主，结合兼证、舌脉，辨其虚实。若小腹隐痛，喜揉按，按之痛减，恶露量少，色淡质稀，伴头晕眼花，心悸怔忡，舌淡，脉虚细者，多属血虚；若小腹胀痛，拒按，或冷痛喜温，得热痛减，恶露量少或不下，色紫黯有块，四肢不温，舌质暗，脉沉紧或弦涩者，多属血瘀。治疗总以"勿拘于产后，亦勿忘于产后"为原则。

2. 若血虚津亏便燥严重者，去肉桂，加肉苁蓉、火麻仁以温肾润肠，滋液通便；腹痛畏寒喜热、面色苍白者，加用炮姜、艾叶、吴茱萸以温阳散寒，暖宫止痛；腰膝酸软者，加黄精、杜仲以补肾益精；腹痛兼有下坠感，加黄芪、白术以补气升提。

四十四、救脱活母汤

来源:《傅青主女科·产后·产后气喘六十八》

组成: 人参（二两）　当归（一两，酒洗）　熟地（一两，九蒸）　枸杞子（五钱）　山萸（五钱，蒸，去核）　麦冬（一两，去心）　阿胶（二钱，蛤粉炒）　肉桂（一钱，去粗，研）黑芥穗（二钱）

用法: 水煎服。

功用: 大补气血，壮火益精。

主治: 气血两脱之产后气喘。

效果: 一剂而喘轻，二剂而喘减，三剂而喘定，四剂而全愈矣。

治法: 补气救血。

歌括: 产后气喘病膏肓，气血双脱无主张。

救脱尚须补气血，抓紧时机施妙方。

救脱活母人参当，麦冬枸杞熟地黄。

山萸阿胶桂芥穗，肺安喘定病复康。

方解: 方中以人参大补元气，使气血化生以救脱，配当归、熟地补养阴血，阿胶补血止血，起到气血双补的作用；肉桂扶助阳气，以维持将竭之气，则喘得之而平，再以山萸、熟地、枸杞滋肾填精，促进摄纳之机；麦冬养阴润肺，配人参又能养心益气生脉；黑芥穗入血分引血归经，收敛止血，与阿胶合用以防治产后出血。诸药合用，共奏大补气血，温阳救脱，纳气定喘之功。

医论：

《傅青主女科》：妇人产后气喘，最是大危之症，苟不急治，立刻死亡。人只知是气血之虚也，谁知是气血两脱乎。夫既气血两脱，人将立死，何又能作喘？然此血将脱，而气犹未脱也。血将脱而气欲挽之，而反上喘。如人救溺，援之而力不胜，又不肯自安于不救，乃召号同志以求助，故呼声而喘作。其症虽危，而可救处正在能作喘也。盖肺主气，喘则肺气似盛而实衰。当是之时，血将脱而万难骤生，望肺气之相救甚急，若赤子之望慈母然。而肺因血失，止存几微之气，自顾尚且不暇，又何能提挈乎血，气不与血俱脱者几希矣。是救血必须补气也。方用救脱活母汤。

此方用人参以接续元阳，然徒补其气而不补其血，则阳燥而狂，虽回生于一时，亦旋得旋失之道。即补血而不补其肝肾之精，则本原不固，阳气又安得而续乎。所以又用熟地、山萸、枸杞之类，以大补其肝肾之精，而后大益其肺气，则肺气健旺，升提有力矣。特虑新产之后，用补阴之药，腻滞不行，又加肉桂以补命门之火，使火气有根，助人参以生气，且能运化地黄之类，以化精生血。若过于助阳，万一血随阳动，瘀而上行，亦非保全之策。更加荆芥以引血归经，则肺气安而喘速定。治几其神乎。

临床应用：

救脱活母汤有大补气血、壮火益精之效，可以治疗气血两脱之产后气喘。

1. 产后气喘

邓某某，女，26 岁。1985 年 11 月 25 号入院，病案号：41439。患者自诉 1983 年 11 月足月正产，因失血多，于产后第三天即出现气喘，咳嗽，胸闷如窒而到本市某医院住院治疗，经肌注青、链霉素二十余天，并结合内服中药，病情好转出院。此后，气喘反复发作，因感冒而加甚，且一经感冒则久久难愈。经中西医综合治疗，亦难控制发作。此次因不慎受寒后，气喘发作已一月余，动则为甚，伴咳嗽无痰，胸闷，头昏眼花，神疲倦怠，畏寒肢冷，大便溏，小便清长，舌淡苔薄白腻，脉沉细滑。血检：Hb10g％，RBC $3.64 \times 10^6/mm^3$，WBC $3.1 \times 10^3/mm^3$。DC：N58％，L40％，E2％。胸片：两肺野尚清晰，肺纹理增粗，心隔影正常。辨证：痰浊阻肺、肾不纳气。立法：化痰降浊，纳气定喘。处方：苏子降气汤加减：苏子 10 克，陈皮 10 克，法夏 10 克，茯苓 10 克，厚朴 10 克，冬花 10 克，甘草 3 克，肉桂 3 克（泡服），熟附片 6 克，杏仁 10 克。水煎服。服药 5剂后，病情如故，续进 4 剂后，气喘反见加重，头昏眼花较前愈甚。痰浊阻肺，肾不纳气，因证立方，何以不效，反见加重？

余思之：傅青主说："妇人产后气喘……谁知是气血两脱乎"
即用救脱活母汤：党参10克，当归6克，熟地20克，枸杞10克，
枣皮6克，麦冬10克，阿胶6克，肉桂3克（泡服），黑芥穗
6克。服3剂而喘平，头昏眼花依然如初。遂于原方中加入黄芪
18克，续进5剂，病告痊愈。继服10余剂，身健如产前。即予
人参蛤蚧散加冬虫草做蜜丸，每服9克，日2次以巩固之。随
访半年余未再发作。（梁华庚.产后气喘误治案[J].江西中医药，
1987（02）：43.）

现代药理研究：

人参、当归、熟地、麦冬、阿胶均可以增强造血功能，有
免疫促进作用。肉桂、山茱萸能增强心肌收缩力，增加心排血
量，有抗炎、镇痛作用。荆芥抗炎、抗菌、抗病毒，抑制化学、
热刺激引起的疼痛反应。枸杞子还可以改善生殖系统功能。全
方能够促进造血功能，提高免疫功能，抗炎镇痛。

临证参考：

1. "妇人产后气喘，最是大危之症，苟不急治，立刻死亡。"
此论述应该与现代医学的羊水栓塞类似。羊水栓塞是指在分娩
过程中羊水突然进入母体血液循环引起的急性肺栓塞、过敏性
休克、弥散性血管内凝血、肾衰竭或猝死的严重分娩并发症。
发生于足月妊娠时，产妇死亡率高达80%以上，确实是产科的
急危重症。由于大出血而致气随血耗，直至气血两脱之危候，
当此危急之际，若仅凭中药煎剂，恐难奏速效，最好采用中西

医结合治疗，以救垂危之急。待病势减轻、稳定后，再予以辨证施治。

2. 若汗多或淋漓不止、心悸者，加五味子、龙骨、牡蛎以敛阴止汗；气损及阳而见畏寒、肢冷、脉微者，加制附子、干姜以回阳救脱。

四十五、十全大补汤

来源：《傅青主女科·产后·产后恶寒身颤六十九》

组成：人参（三钱）　白术（三钱，土炒）　茯苓（三钱，去皮）　甘草（一钱，炙）　川芎（一钱，酒洗）　当归（三钱，酒洗）　熟地（五钱，九蒸）　白芍（二钱，酒炒）　黄芪（一两，生用）　肉桂（一钱，去粗，研）

用法：水煎服。

功用：补益气血，扶正祛邪。

主治：气血两虚之产后恶寒身颤（妇人产后恶寒恶心，身体颤，发热作渴）。

效果：一剂而诸病悉愈。

治法：治内寒、治内热、壮元阳。

歌括：产后恶寒身振颤，发热作渴是何缘。

气血两虚邪入侵，认作伤寒错决断。

十全大补参芪草，术苓当归与白芍。

川芎肉桂熟地黄，连服数剂奏捷效。

方解：方中主要包含四君子汤，补气之"祖方"，人参甘温益气、大补元气、健脾养胃，白术健脾燥湿，加强益气运化之力，佐以茯苓甘淡，健脾渗湿，苓术相配健脾祛湿、利水化浊之功益著，炙甘草益气和中，调和诸药。四物汤为补血之基本方，被称为"妇女之圣药"，熟地黄滋阴补血，益精填髓，当归补血养血和血，白芍合营养血，川芎活血行气，调畅气血，使诸药补而不滞，两方基础之上再加补气之黄芪，少佐温阳之肉桂，是为十全大补。

医论：

明代薛己《女科撮要》：产后发痉，因去血过多，元气亏极；或外邪相搏，其形牙关紧急，四肢劲强，或腰背反张，肢体抽搐。若有汗而不恶寒者，曰柔痉。若无汗而恶寒者，曰刚痉。然产后患之，实由亡血过多，筋无所养而致。故伤寒汗下过多，溃疡脓血大泄，多患之，乃败症也。若大补血气，多保无虞。薛己认为产后发痉有失血过多和感受外邪两种，并以有汗无汗、是否恶寒区分刚柔。

明代张景岳认为产后发痉需要用大补元煎或理阴煎及十全大补汤之类大补气血，痉证可愈。《景岳全书·妇人规》：产后发痉，乃阴血大亏证也，其证则腰背反张，戴眼直视，或四肢强劲，身体抽搐……凡遇此证，速当察其阴阳，大补气血。用大补元煎或理阴煎及十全大补汤之类，庶保其生，若认为风痰而用发散消导等剂，则死无疑矣。

《傅青主女科》：妇人产后恶寒恶心，身体颤，发热作渴。人以为产后伤寒也，谁知是气血两虚，正不敌邪而然乎。大凡人之气不虚，则邪断难入。产妇失血既多，则气必大虚，气虚则皮毛无卫，邪原易入，正不必户外之风来袭体也，即一举一动，风即可乘虚而入之。然产后之妇，风易入而亦易出，凡有外邪之感，俱不必祛风。况产妇之恶寒者，寒由内生也；发热者，热由内弱也；身颤者，颤由气虚也。治其内寒，而外寒自散；治其内弱，而外热自解；壮其元阳，而身颤自除。方用十全大补汤。

此方但补气与血之虚，而不去散风与邪之实，正以正足而邪自除也，况原无邪气乎。所以奏功之捷也。

近代张山雷《沈氏女科辑要笺正》：新产发热，血虚而阳浮于外者居多。

临床应用：

十全大补汤有补益气血，扶正祛邪之功，临床可以治疗多种病症，如产后痉证、慢性湿疹、冠心病、痛经、滑胎等。

1. 产后痉证

邱某，女，26岁，2003年5月22日就诊。产后突然发痉，头项强直，牙关紧闭，四肢抽搐，面色苍白，恶露不多，色淡红，无苔，脉虚细。脉证合参，病由产时失血过多，津不濡润，津液枯槁之故。治以益气补血，柔肝息风。选用十全大补汤加减。党参30g，黄芪30g，当归12g，川芎9g，白芍15g，熟地15g，白术12g，茯苓12g，甘草6g，天麻20g，钩藤20g，石菖蒲12g。3剂，水煎服，1日1剂。服药后抽搐已止，惟疲倦懒言，有时欠清醒，呵欠，稍显烦躁，舌苔白滑，脉象微细。仍以补益气血，方用十全大补汤加减。当归 12g，川芎 6g，白芍 15g，熟地 15g，党参 30g，黄芪 30g，茯苓 12g，甘草 6g。2 剂，水煎服。服药后饮食增进，神志完全清楚，面色苍白，能起坐，间有呵欠，舌淡红，脉象仍细弱。病已脱险，再拟用十全大补汤去肉桂，连服 5 剂，以善其后，病症痊愈。（李健康 . 妇科病案五则 [J]. 实用中医药杂志，2009，25（01）：46.）

2. 慢性湿疹

李某，男性，46 岁，病慢性湿疹 3 年余，曾尝试中西医治疗，症状反反复复，病程迁延至今。现病情皮损以小腿外后侧为主，背部散见，皮损颜色暗或呈色素沉着，粗糙、肥厚、有脱屑、瘙痒较甚、表面有抓痕、血痂，舌质淡，苔白，脉沉细。辨证为血虚风燥型湿疹，治疗方法：①内服十全大补汤合四物消风散加减，方以：黄芪 30g、肉桂 9g、党参 12g、白术 20g、茯苓 9g、炙甘草 6g、川芎 9g、当归 12g、生地 9g、赤芍 9g、荆芥 6g、防风 6g、白僵蚕 6g、柴胡 9g，水煎，早、晚分服，1 剂／天。②外用陈皮 10g、黄精 10g、地榆 10g、狗脊 10g、红花 10g、蛇床子 10g、黄柏 10g、白花蛇舌草 10g、地肤子 10g、白蒺藜 10g，水煎外洗患处，qod。③针刺取穴足三里、阳陵泉、血海、曲池；刺京骨、束骨、公孙放血，2 次／周。经治月余，诸症状消失。（马薇 . 中医综合治疗血虚风燥型慢性湿疹 36 例疗效观察 [J]. 内蒙古中医药，2015，34（05）：5.）

3. 冠心病

王某，女，81 岁，2011 年 12 月 30 日初诊。患者 8 年前因劳累后出现胸痛，冠状动脉造影诊断为冠心病三支病变。1 个月前病情加重，行走则发，尤以上楼梯症状明显，乏力倦怠，舌质暗淡、苔薄白，脉沉细。中医诊断：胸痹气血亏虚、心阳不足型，治以益气养血、温补心阳。应用十全大补汤方：生晒参10g，白术、茯苓各 12g，炙甘草 6g，当归 15g，白芍、川芎各10g，熟地黄 20g，肉桂 10g，黄芪 30g。服药 5 剂，患者自觉畏寒症状好转，胸痛、胸闷发作次数减少，能够上 3 楼。舌质淡暗、苔薄白、脉沉细。辨证准确，方药有效，上方加西洋参 10g，丹参 12g 以益气通脉。7 剂后，胸闷、胸痛症状消失，乏力倦怠明显减轻，大便干燥不易排出。上方加当归、白术、黄芪用量，益气扶正、促进元气恢复，加枳壳 10g 以通便。7 剂水煎服而愈。（于慧卿，晏青.邢月朋分型辨治冠心病的临床经验举隅 [J].河北中医药学报，2013，28（01）：30–31.）

4. 痛经

患者，女，34 岁。2004 年 9 月 4 号就诊。患者经后小腹隐隐作痛半年余，经痛持续 2 ~ 5 天不等。月经量少，色淡，经期正常。行经 3 ~ 5 天，伴有头晕，自汗，四肢不温，面色萎黄，倦怠乏力，大便稀溏，舌质淡，苔薄白，脉细无力，属继发性痛经，气血双虚型。治以益气补血、温中止痛。方用十全大补汤加味。处方：党参、茯苓、熟地、白芍各 12g，当归、鸡血藤、黄芪各

15g，白术、川芎、香附、肉桂各 10g，炙甘草 6g，生姜 3 片，大枣 5 枚。水煎服，每日 1 剂。用药 3 个周期，进药 15 剂，诸症明显减轻，继服十全大补丸 3 个周期，诸症解除而痊愈。（苏保华．痛经治验四则 [J].中国民间疗法，2007（07）：36-37.）

5．滑胎

刘某某，29 岁，公务员，2007 年 5 月初诊。患者于 2001 年结婚后流产 4 次，现再次怀孕，目前又有流产先兆。经用黄体酮不效，症见胎漏下血，面色淡黄，形体消瘦，精神疲惫，肢倦无力，心悸气短，胃脘不适，纳食不香，时有腹胀，二便如常，舌质淡，苔薄白，脉细而滑。诊为滑胎，证属气血不足，统摄无权，冲任不固。治宜补益气血，固摄佐以养血止血，予以十全大补汤加减：熟地黄、川芎、当归、党参、白术、茯苓、黄芪、肉桂、阿胶、荆芥炭，水煎服，每日 1 剂。药进 5 剂，病情好转，腹胀消失，血止纳增，继服 10 剂，诸症消失而病愈，同年足月顺产。（赵晓磊．十全大补汤加减临床新用三则 [J].中医杂志，2009，50（S1）：92.）

现代药理研究：

黄芪、党参调节血小板功能，改善内皮素平衡，调节水钠代谢，抗氧化应激，抗糖化、调节肾小球滤过屏障，并有调节细胞免疫功能的作用。当归、白芍扩张微动脉，加快血液循环，避免血小板聚集，改善蛋白尿和血糖。十全大补汤全方具有明显的抗肿瘤活性，其作用机制可能与多糖成分通过激活自然杀伤（NK）细胞、单核－巨噬细胞、细胞毒性 T 细胞（CTL）等免疫细胞，促进其合成分泌细胞因子，从而诱导肿瘤细胞凋亡；能通过增强机体的 NK 细胞功能，抑制原发瘤切除后转移瘤的生长；还能明显改善肿瘤模型小鼠血清氨基酸水平，增强肝脏核糖体蛋白合成，通过改善肝脏功能明显延长小鼠生存期。（王玉梅，张莉，刘博 . 十全大补汤肠内营养治疗胃癌术后气血两虚证临床观察 [J]. 河北中医，2019，41（02）：195–199.）

临证参考：

1. 临床上产后发热的原因多样，有因失血过多，阴虚阳浮，营卫失调而发热者；有因恶露不下，阻滞经络而发热者；有因气血不足，外感风寒而发热者；有因饮食不节，损伤脾胃，宿食不化而发热者。非十全大补汤一方专治，凡遇此病症必应明辨其病因，根据患者的体质再选择合适的药物治疗。

2. 产后痉病重在预防。一旦发现有感染邪毒的可能应及时予以免疫接种破伤风类毒素。对于阴血亏虚致痉者，当注意产后起居、饮食的调摄。

四十六、救败求生汤

来源：《傅青主女科·产后·产后血崩七十一》

组成：人参（二两）　当归（二两，酒洗）　白术（二两，土炒）　熟地（一两，九蒸）　山萸（五钱，蒸）　山药（五钱，炒）　枣仁（五钱，生用）　附子（一分或一钱，自制）

用法：水煎服。

功用：补气养血，益肾安神。

主治：少妇早产后过早行房致血崩、昏晕（少妇产后半月，血崩昏晕，目见鬼神）。

效果：一剂而神定，二剂而晕止，三剂而血亦止矣。倘一服见效，连服三四剂，减去一半，再服十剂，可庆更生。

治法：大补气血。

歌括：少妇产后半月时，阴兴阳起云雨施。

血崩昏晕见神鬼，此等病孽自作之。

救败求生参白术，当归山药与熟地。

山萸枣仁制附子，补气回阳此方奇。

方解：方中重用人参、当归、白术各二两，人参大补元气以固脱，白术补脾益气以助统血，还能健运中焦以助运化，防止滋腻不畅，当归补血生血；熟地、山萸、山药补肾之阴精；生枣仁养心安神、收敛固精；佐附子阴中求阳，补火助阳，壮少火以生气；阳回则气复，气足则能摄血，则血崩可止。诸药合用，补气回阳、益气摄血、固精安神。

医论：

《傅青主女科》：少妇产后半月，血崩昏晕，目见鬼神。人皆曰恶血冲心也，谁知是不慎房帏之过乎。夫产后业逾半月，虽不比初产之二三日，而气血初生，尚未全复，即血路已净，而胞胎之损伤未痊，断不可轻于一试，以重伤其门户。无奈少娇之妇，气血初复，不知慎养，欲心大动，贪合图欢，以致血崩昏晕，目见鬼神，是心肾两伤，不特胞胎门户已也。明明是既犯色戒，又加醋战，以致大泄其精，精泄而神亦随之而欲脱。此等之症，乃自作之孽，多不可活。然于不可活之中，而思一急救之法。舍大补其气与血，别无良法也。方用救败求生汤。

此方补气以回元阳于无何有之乡，阳回而气回，自可摄血以归神，生精而续命矣。

临床应用：

救败求生汤可应用于产后房劳血崩的治疗，补气养血，益肾固冲。

1. 产后房劳血崩

贾某某，女，34岁。1990年4月6日诊。分娩已27天，半月后恶露即止，昨夜忽现阴道大出血，精神困倦，曾昏倒几次。现沉沉昏睡，发病前夜有房事史。体温 35.5℃，脉搏微弱，面唇苍白，手足冷，口鼻气微，舌苔微白。诊为产后房劳，血崩。治宜益气摄血止血。方用救败求生汤加味。处方：红参、当归各 18 克，炒白术、熟地各 15 克，山萸、山药各 9 克，生枣仁、艾绒各 6 克，淡附子 3 克，阿胶珠、棕皮炭、炙黄芪各 20 克。煎浓汁服，另热饮童便 80 毫升。1 剂后，血渐少，精神好转。再服 1 剂，血更少，体温 36.7℃，脉搏有力，神疲清醒。将原方红参换用党参，减半量，连服 10 剂痊愈。（刘晓东 . 救败求生汤治愈产后房劳血崩 [J]. 四川中医，1991（03）：40.）

现代药理研究：

人参皂苷及注射液具有抗休克作用；能促进组织对糖的利用，加速糖的氧化分解以供给能量。当归多糖能增加外周白细胞、网织红细胞和血红蛋白，抑制血小板聚集及抗血栓形成。白术内酯 I 具有促进营养物质吸收、调节胃肠道功能的作用；白术多糖、白术挥发油能增强细胞免疫功能。熟地水煎液能促进失血性贫血小鼠红细胞、血红细胞的恢复；醇提物能增强免疫功能，促进血凝和强心的作用。山茱萸提取物能增强心肌收缩力，改善左心室功能，抗心律失常。酸枣仁具有镇静和改善睡眠的作用；酸枣仁皂苷对心肌缺血及缺血再灌注损伤具有一定的保护作用。附子煎剂、水溶性部分等有明显的强心作用。全方具有强心，促进造血功能，提高机体免疫力，镇静安神的作用。

临证参考：

1. 产后血崩，一为失血过多，气随血脱，血失统摄而致；一为产后恶血内阻，血不归经而成。本病轻重之别，轻者预后良好，但亦要及时处理，若治疗不及时，迁延日久，可因失血过多而伤及阴分，以致血虚阴竭。倘再感染时邪，足以变生他证，临证时一定要予以高度重视。

2. 出血多者，加五味子、血余炭、蒲黄以固涩止血；气阴两虚者，加女贞子、鳖甲、龟板、黄芪、白术以益气养阴；兼有血瘀者，加川芎、炮姜、三棱、莪术破血化瘀；心神不宁者，加沙参、枸杞、夜交藤补肾宁心。

四十七、完胞饮

来源：《傅青主女科·产后·产后手伤胞胎淋漓不止七十二》

组成：人参（一两）　白术（十两，土炒）　茯苓（三钱，去皮）　生黄芪（五钱）　当归（一两，酒炒）　川芎（五钱）桃仁（十粒，泡，炒，研）　红花（一钱）　益母草（三钱）白及末（一钱）

用法：用猪羊胞一个，先煎汤，后煎药，饥服。

功用：补气养血，化瘀补损。

主治：妇人难产或手术产，损伤胞宫、产道，而致出血淋漓不止（妇人有生产之时，被稳婆手入产门，损伤胞胎，因而淋漓不止，欲少忍须臾而不能）。

效果：十剂全愈。

治法：大补气血。

歌括：临产接生要安祥，频频手试胎胞伤。

淋漓不止痛难忍，急服药饵补救方。

完胞饮中用参芪，术归川芎和白及。

茯苓桃红益母草，煎猪羊胞代水剂。

方解： 方中重用白术十两健脾补土，生肌长肉；用人参、黄芪补气，当归、川芎补血；用桃仁、益母草活血行瘀，去其旧血，以生新血；白及止血生肌、疗疮止痛；用猪胞以脏补脏，以取其同类物相补之意。诸药合用，大补气血，气血化生充足而使损伤部位再生修复。

医论：

《傅青主女科》：妇人有生产之时，被稳婆手入产门，损伤胞胎，因而淋漓不止，欲少忍须臾而不能。人谓胞破不能再补也，孰知不然。夫破伤皮肤，尚可完补，岂破在腹内者，独不可治疗？或谓破在外可用药外治，以生皮肤；破在内，虽有灵膏，无可救补。然破之在内者，外治虽无可施力，安必内治不可奏功乎？试思疮伤之毒，大有缺陷，尚可服药以生肌肉，此不过收生不谨，小有所损，并无恶意，何难补其缺陷也？方用完胞饮。

夫胞损宜用补胞之药，何以反用补气血之药也？盖生产本不可手探试，而稳婆竟以手探，胞胎以致伤损，则难产必矣。难产者，因气血之虚也。产后大伤气血，是虚而又虚矣。因虚而损，复因损而更虚。若不补其气与血，而胞胎之破，何以奏功乎。今之大补其气血者，不啻饥而与之食，渴而与之饮也。则精神大长，气血再造，而胞胎何难补完乎？所以旬日之内便成功也。

临床应用：

完胞饮临床可以用来治疗产后子宫内残留，起补气养血，化瘀补损之效。

1. 产后子宫内残留

刘某，女性，27 岁，工人。2005 年 8 月 3 日就诊。就诊时入住我院妇产科。诉怀孕 14 周，胎死腹中，3 天前在我院住院引产，产后子宫内残留，阴道不规则出血，清宫 1 次后 B 超检查仍有少量残留。妇产科医生考虑患者身体差，子宫较软，再次清宫恐不安全，建议服中药治疗，故来我处就诊。现乏力肢软，小腹疼痛，腰酸痛，阴道不规则少量出血，色暗红，有小血块，二便正常。证属气虚血瘀，胞脉瘀阻。治宜补气，活血化瘀，兼以补肾。处方：党参 30g，黄芪 30g，白术 15g，益母草 30g，桃仁 10g，茯苓 15g，白及 10g，冬葵子 15g，怀牛膝 15g，续断 15g，当归 15g。水煎服，每日 1 剂，分 3 次服用。服药 1 剂后腹痛加重，阴道出血量增多；服药 2 剂后阴道有胎膜组织排出，服药 5 剂后复查 B 超宫内无残留。（齐蜀川，曾雪斌.完胞饮治疗产后子宫内残留 66 例 [J].中国中医急症，2006（05）：544.）

现代药理研究：

人参、白术能增强消化、吸收功能，提高胃蛋白酶活性，保护胃肠细胞，改善脾虚症状。茯苓可以增加水肿患者尿液排出，茯苓素是茯苓利尿的有效成分。川芎可以扩张血管，增加冠脉血流量，抗脑缺血，松弛子宫平滑肌。桃仁、红花可以改善血流流变性，抗血栓形成，改善微循环。益母草对子宫具有兴奋作用，可使子宫收缩增强，频率加快，促使宫腔内蜕膜和残存的绒毛排出，达到止血的目的。以上诸药的合用，达到了有残留能排出，无残留能补伤，体虚者能扶正的效果。

临证参考：

1. 产后手伤胞胎淋漓不止，可能指"产后小便频数、失禁"。证因难产时分娩时间过长，膀胱为胎儿所压过久，致使气血瘀阻，或膀胱为产科手术所伤，不能贮留尿液而漏下，小便失禁。傅氏在文中指出"欲少忍须臾而不能"，可能是指忍小便而言；"淋漓不止"亦并非指出血，乃指小便失禁。当然破口处离经之血液随尿液漏出，也是可见的。再者，傅氏补胞所用猪胞，是以脏补脏之法，推测这里所指的手伤胞胎，是指膀胱受损。

2. 气血两虚甚者，加用党参、白术、山萸肉、熟地、枸杞子、紫河车以益气养阴；小便不利，淋漓不止者，加用芡实、五倍子补肾固涩。

四十八、两收汤

来源：《傅青主女科·产后·产后肉线出七十四》

组成：人参（一两）　白术（二两，土炒）　川芎（三钱，酒洗）　九蒸熟地（二两）　山药（一两，炒）　山萸（四钱，蒸）　芡实（五钱，炒）　扁豆（五钱，炒）　巴戟（三钱，盐水浸）　杜仲（五钱，炒黑）　白果（十枚，捣碎）

用法：水煎服。

功用：益气养血，滋补任督及带脉。

主治：带脉虚脱之产后肉线出（妇人有产后水道中出肉线一条，长二三尺，动之则疼痛欲绝）。

效果：一剂而收半，二剂而全收矣。

治法：补任督而仍补腰脐。

歌括：产后水道出肉线，动之疼痛更增添。

此乃带脉虚脱故，任督无力不能还。

两收参术和山药，熟地芡实扁豆炒。

杜仲山萸巴戟肉，川芎白果共煎熬。

方解：妇人产后失血过多，无血来滋养任督二脉，使阴阳脉气虚损，以致带脉失约而下陷，难以升举维系，故而随小便排时而下脱出来，故腰脐处疼痛难忍。本方重用白术、人参、山药、扁豆、芡实等补中益气以升举带脉，熟地、杜仲、山萸、川芎、巴戟、白果等滋补任督二脉兼强腰脐，以益气养血升陷举脱，另外酒川芎还具有活血通络之功，助诸药贯通全身经络。

医论：

《傅青主女科》中对产后肉线出的论述：妇人有产后水道中出肉线一条，长二三尺，动之则疼痛欲绝。人以为胞胎之下坠也，谁知是带脉之虚脱乎。夫带脉束于任督之间，任脉前而督脉后，二脉有力，则带脉坚牢；二脉无力，则带脉崩坠。产后亡血过多，无血以养任督，而带脉崩坠，力难升举，故随溺而随下也。带脉下垂，每每作痛于腰脐之间，况下坠者而出于产门之外，其失于关键也，更甚，安得不疼痛欲绝乎！方用两收汤。

此方补任督而仍补腰脐者，盖以任督连于腰脐也。补任督而不补腰脐，则任督无助，而带脉何以升举？惟两补之，则任督得腰脐之助，带脉亦得任督之力而收矣。

傅山提出产后失血过多，任督二脉缺少血液的濡养，所以带脉也随之失去了约固之力，导致坠崩发生，当用两收汤治之。

临床应用：

两收汤可应用于产后肉线出，而在现代临床主要应用于女性尿道综合征的治疗。

1. 女性尿道综合征

颜艳芳选择门诊脾肾两虚型女性尿道综合征患者 73 例，随机分为两组。治疗组 37 例，对照组 36 例，两组病例一般资料无显著性差异（P ＜ 0.05），具有可比性。具体如下，治疗组：采用加味两收汤治疗。基本方：党参、炒白术、熟地黄各 30g，芡实、炒扁豆、炒杜仲各 12g，巴戟天、酒川芎、金樱子、覆盆子、益智仁各 10g，山药 20g，山萸肉 15g，桑螵蛸 6g，白果仁（捣碎）10 枚。若心烦寐差者，加磁石、珍珠母各 30g；若小腹胀满明显者，加乌药 10g，川楝子 6g；若气虚症状明显者，加黄芪 30g，升麻6g。每日 1 剂，水煎，分早晚 2 次温服。对照组：安定片 5mg，每晚睡前口服。两组治疗期间均停服其他相关药物。以 10 天为 1 个疗程，1 个疗程结束后症状消失者停止治疗；仍有症状者继续下一疗程治疗，两疗程间休息 3 天，3 个疗程后评价疗效。结果两组总疗效比较，治疗组总有效率为 86.5%，对照组总有效率为 19.4%，两组间有显著性差异（P ＜ 0.05），说明治疗组疗效优于对照组。所以临床观察结果表明，加味两收汤治疗脾肾两亏型尿道综合征疗效满意，值得临床推广使用。（颜艳芳 . 加味两收汤治疗脾肾两亏型女性尿道综合征 37 例 [J]. 浙江中医杂志，2013，48（05）：341-342.）

现代药理研究：

两收汤中人参能够大补元气，与其在免疫、代谢、循环、神经等多方面调节机体功能，发挥延缓衰老、抗疲劳、抗肿瘤、调节血糖等强固元气的作用有关；山药性缓和，适合具有补中益气、调节脾胃的作用，常作为食疗和药疗的主要成分之一，对正常大鼠的胃排空及血清淀粉酶的分泌有抑制作用，可增强小肠的吸收功能；川芎具有扩张血管、降血压、抗心肌出血、松弛平滑肌等作用；山茱萸保肝、抗炎、调节免疫作用与其补益肝肾的功效相关；杜仲具有降血压、免疫调节、安胎的等作用。诸药合用，用以补气养血、调节免疫。

临证参考：

1. 产后出血过多临床可见，临证时应积极对症治疗，首要止血固脱，以防他变，但产后肉线的病证实属罕见。

2. 气虚血瘀者，加党参、黄芪、川芎、当归补气化瘀，养血活血；肝郁气滞，瘀血者，加柴胡、香附、陈皮、枳壳以舒肝解郁，行气活血；腰膝酸软，神疲乏力者，加杜仲、枸杞子、菟丝子、补骨脂以壮腰补肾。

四十九、通乳丹

来源：《傅青主女科·产后·产后气血两虚乳汁不下七十六》

组成：人参（一两）　生黄芪（一两）　当归（二两，酒洗）麦冬（五钱，去心）　木通（三分）　桔梗（三分）　七孔猪蹄（二个，去爪壳）

用法：水煎服。

功用：益气养血，通络下乳。

主治：产后气血两虚之乳汁不足（妇人产后绝无点滴之乳）。

效果：二剂而乳汁如泉涌矣。

治法：补气生血。

歌括：产后乳汁点滴无，原因气血两虚乎。

气血充足乳汁旺，衰弱乳汁必干枯。

生乳丹中参芪通，当归麦冬苦桔梗。

七孔猪蹄用两个，二剂乳汁如泉涌。

方解：人参为大补元气之药，对产后气元气损伤的患者尤为适用；人参和黄芪配伍，能加强补气之功；黄芪、当归配伍，具有补气生血的作用，血为气之母，气为血之帅，气血相互为用，共同调理机体；人参和麦冬配伍，具有益气养阴的作用；木通为通乳要药，可以促进乳汁排泄；桔梗载药上行，使药力直达乳腺；猪蹄为血肉有情之品，滋补气血，开窍通乳。综合全方，补气生血的同时，还注重养阴润燥、疏通经脉，气血充足，经脉通畅，乳汁自然流出。

医论：

南宋陈无择认为产妇乳汁不通分为两种，一虚一实。虚者为气血亏虚，用猪蹄、鲫鱼之类通乳；实者因气血太盛，壅滞乳脉，治以通草、漏芦。《三因极一病证方论》：产妇有二种乳脉不行。有气血盛而壅闭不行者；有血虚气弱，涩而不行者。虚当补之；盛当疏之。盛者当用通草、漏芦、土瓜根辈；虚者当用钟乳、猪蹄、鲫鱼之属，概可见矣。

金代张从正《儒门事亲·卷五》认为：妇人有天生无乳者，不治，或因啼哭、悲怒、郁结、气溢闭塞，以致乳脉不行。张从正强调了情志致病的重要性，悲伤、忿怒等情绪都会对产妇身体造成不小的影响，提醒妇人产后要保持心情愉悦，才能乳汁通畅。

明陈文昭《陈素庵妇科补解·产后众疾门》论述：乳头属厥阴，乳房属阳明，乳汁则手少阴、手太阳二经血也。若乳汁不行，多属血虚，易兼忧怒所伤。若乳少，全属脾胃虚而饮食减少之故……至于产后乳少，大补气血则胃气平复，胃旺则水谷之精以生新血，血充则乳自足。

《傅青主女科》：妇人产后绝无点滴之乳，人以为乳管之闭也，谁知是气与血之两涸乎。夫乳乃气血之所化而成也，无血固不能生乳汁，无气亦不能生乳汁。然二者之中，血之化乳，又不若气之所化为尤速。新产之妇，血已大亏，血本自顾不暇，又何能以化乳？乳全赖气之力，以行血而化之也。今产后数日，而乳不下点滴之汁，其血少气衰可知。气旺则乳汁旺，气衰则乳汁衰，气涸则乳汁亦涸，必然之势也。世人不知大补气血之妙，而一味通乳，岂知无气则乳无以化，无血则乳无以生。不几向饥人而乞食，贫人而索金乎？治法宜补气以生血，而乳汁自下，不必利窍以通乳也。方名通乳丹。

此方专补气血以生乳汁，正以乳生于气血也。产后气血涸而无乳，非乳管之闭而无乳者可比。不去通乳而名通乳丹，亦因服之乳通而名之。今不通乳而乳生，即名生乳丹亦可。傅山的通乳丹专门治疗产妇气血亏虚，有益气养血之效，虽名"通乳"，实则"生乳"。

清代《竹林女科证治》：乳汁乃冲任气血所化，故下则为经，上则为乳。产后饮食最宜清淡，不可过咸，盖盐止血少乳且发嗽。若气血虚而乳少者，或产时去血太多，或产前有病以及贫苦之妇，仆婢下人，产后失于调理，或年至四十，血脉枯槁。气血渐衰，往往无乳，急服通脉汤，虚者补之也。若乳将至而未能过畅者，宜涌泉散，滞者通之也。若肥胖妇人痰气壅滞，乳滞不来者，宜漏芦汤，壅者行之也。

临床应用：

通乳丹临床可应用于产后气血两虚型乳汁不下。

某女，26 岁，农民，2009 年 10 月 7 日就诊。产后 7 天，乳汁清晰，乳房柔软，无胀痛感，神倦食少，面色无华，舌淡苔少，脉细弱。诊断为产后缺乳。证属气血虚弱型。治以补气养血，佐以通乳。方用通乳丹加减：党参 15g，黄芪 30g，当归 12g，白术 15g，麦冬 12g，王不留行 10g，漏芦 10g，穿山甲 10g，猪蹄 1 个。每日 1 剂，水煎分服。治疗三日后乳汁分泌正常，乳房充盈。（安莲英，石国令 . 通乳丹加减治疗产后缺乳 57 例 [J]. 国医论坛，2011，26（05）：24.）

现代药理研究：

人参能促进造血系统造血，刺激神经系统兴奋，增强机体免疫能力；当归可促进血红蛋白及红细胞生成，增强机体造血功能；黄芪能够调节免疫功能，促进造血，改善心功能，保护心肌细胞；麦冬、木通、桔梗有抗炎、抗菌、免疫增强的作用。诸药合用，可以促进造血，增强免疫力并抗炎抗菌。

临证参考：

1. 产后缺乳的主要病机是乳汁生化不足或乳络不畅。常见的病因有气血虚弱、肝郁气滞、痰浊阻滞。生化不足为虚，乳络不畅为实，或临床常见虚实夹杂之证。其辨证要点是根据乳汁清稀或稠、乳房有无疼痛，并结合舌脉及其他症状以辨虚实。

2. 对于产后泌乳异常者，在服药的同时，还应适当补充豆类、鸡、鱼等营养物质，情绪调理，适宜时令的起居生活，柔情的乳房生理按摩，均有助于乳汁的排泄。注意培养、锻炼婴儿吸吮母乳的能力、习惯，以及采用正确的哺乳姿势，提高母乳喂养的成功率。

3. 乳络不通者，加王不留行、路路通、漏芦、川芎、麦冬、丝瓜络；气血亏虚且兼有实热壅滞者，加黄芩、丹皮、栀子；兼有虚热者，加鳖甲、生地、知母；兼有脾胃虚弱者，加茯苓、白术；痰饮停滞者，加前胡、半夏、川贝母。

五十、通肝生乳汤

来源：《傅青主女科·产后·产后郁结乳汁不通七十七》

组成： 白芍（五钱，醋炒） 当归（五钱，酒洗） 白术（五钱，土炒） 熟地（三分） 甘草（三分） 麦冬（五钱，去心） 通草（一钱） 柴胡（一钱） 远志（一钱）

用法： 水煎服。

功用： 疏肝解郁，理气通乳。

主治： 产后肝气郁结之缺乳（少壮之妇，于生产之后，或闻丈夫之嫌，或听翁姑之诤，遂致两乳胀满疼痛，乳汁不通）。

效果： 一剂即通，不必再服也。

治法： 舒其肝木之气。

歌括： 少壮妇人乳应浓，只因羞怒乳塞壅。

肝气郁结乳胀痛，舒通肝气乳自行。

通肝生乳芍归冬，白术柴胡远志从。

熟地通草生甘草，服后乳汁水溶溶。

方解： 方中重用白芍养血柔肝，当归养血活血，熟地、麦冬滋阴填精、生血化乳，柴胡引药归经，疏肝解郁，通草通经下乳，远志安神定志，白术健脾而利腰脐之气，与升散药同用，又善调肝，以助肝木疏泄，佐白芍有敛肝止痛之功效。诸药合用，具有疏解肝脾郁结之效，阳明之气血自通，乳络亦通。

医论：

《傅青主女科》：少壮之妇，于生产之后，或闻丈夫之嫌，或听翁姑之谇，遂致两乳胀满疼痛，乳汁不通。人以为阳明之火热也，谁知是肝气之郁结乎。夫阳明属胃，乃多气多血之府也。乳汁之化，原属阳明。然阳明属土，壮妇产后，虽云亡血，而阳明之气实未尽衰，必得肝木之气以相通，始能化成乳汁，未可全责之阳明也。盖乳汁之化，全在气而不在血。今产后数日，宜其有乳，而两乳胀满作痛，是欲化乳而不可得，非气郁而何？明明是羞愤成郁，土木相结，又安能化乳而成汁也。治法宜大舒其肝木之气，而阳明之气血自通，而乳亦通矣，不必专去通乳也。方用通肝生乳汤。

临床应用：

通肝生乳汤可以治疗肝郁气滞或气血虚弱型产后乳房胀痛。

1. 产后乳房胀痛

杨春花、龚丽等选择医院产科经阴道正常分娩，中医辨证为肝郁气滞或气血虚弱型的初产妇作为研究对象。湖北省黄石市二医院 264 例作为对照组，湖北省黄石市妇幼保健院 222 例作为选择组。两组年龄、体重、孕周等相关数据（ P > 0.05 ）无统计学意义。治疗药物通肝生乳汤：白芍醋炒，当归酒炒，白术土炒，麦冬去心各 15g，甘草 0.7g，熟地 0.9g，通草、柴胡、远志各 3g，煎服。对照组采用通肝生乳汤方剂煎服，当日 1 剂，药液 300ml，分 2 次服用。选择组与对照组一样服用汤剂，适时由经过专业培训的护理人员对产妇进行乳房按摩。两组均对产妇进行母乳喂养相关知识，按需哺乳及喂养技巧的宣教指导。比较结果显示：疼痛缓解评分，24h、36h存在显著差异（P＜0.05），有统计学意义，24h内治愈率存在显著差异（P＜0.05），有统计学意义。产后乳房按摩通过推、拉、按、揉等手法达到疏肝理气，疏通乳络，反射性刺激脑垂体分泌催乳素和缩宫素，促使乳腺腺泡周围的肌上皮细胞快速收缩，形成泌乳反射，使乳汁快速从腺泡小乳导管进入输乳管排出。通肝生乳汤的应用，配合乳房按摩，实现益气养血，通络下乳功效，同时采取积极的心理疏导，健康宣教。本研究显示：通肝生乳汤配合乳房按摩治疗乳房胀痛，24h治疗效果良好，可在临床上应用和推广。（杨春花，龚丽，叶苣琦，肖晓萍 . 通肝生乳汤配合乳房按摩治疗产后乳房胀痛的研究 [J]. 时珍国医国药，2014，25（09）：2191-2192.）

现代药理研究：

白芍有补血作用，可升高白细胞数、骨髓有核细胞数，红细胞数和血红蛋白含量，且对肝损伤有保护作用。当归、白术、麦冬、熟地均可增强造血功能、强心、促进机体免疫。通草能明显增加尿钾排出量，有促进乳汁分泌作用，通草多糖具有一定调节免疫和抗氧化的作用。柴胡具有具有抗抑郁作用，柴胡正丁醇提取物，柴胡皂苷 a 是其物质基础。远志具有镇静，改善睡眠的作用，水煎液可减少电刺激睡眠剥夺大鼠的觉醒时间，延长其总睡眠时间。全方中诸药的应用可以增强造血、补血，促进乳汁分泌及抗抑郁、镇静安神。

临证参考：

1. 乳汁的分泌量除了与乳腺的发育、婴儿的按时吸吮、营养状态、饮食量等有关系外，还与精神因素有密切的关系。情志不调可影响泌乳机能，如失眠、过劳、焦虑、恼怒、疼痛等，均能使乳腺分泌减少。故产时产后均应保持情志舒畅，切勿焦虑、抑郁。

2. 乳房、胸胁为肝经所布，若产后情志不畅，肝气不疏，就会导致乳脉闭塞，乳汁分泌量少甚至无。通肝生乳汤用来治疗乳络不畅之实证，"羞愤成郁，土木相结"，在疏肝的同时，还重视养血健脾，资血之源。治疗时可注意酌加橘络、丝瓜络、香附、佛手等理气通络之品。